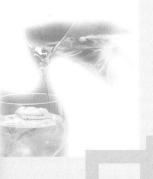

你没病，只是渴了。
哮喘病、过敏症、高血压、糖尿病……
许多慢性疾病的根源仅仅是：身体缺水。
治疗疾病的方法很简单，仅仅需要……

一个**震惊世界**的医学发现

水是最好的药

YOUR BODY'S MANY CRIES
FOR WATER

"水是最好的药" 系列

F. BATMANGHELIDJ, M.D.

[美] 巴特曼/著 饶俊伟/译

天津出版传媒集团

天津科学技术出版社

《水是最好的药》在美国再版印刷次数

1992年第1版第1次印刷；
1992年6月第2次印刷；
1992年9月第3次印刷；
1993年5月第4次印刷；
1993年10月第5次印刷；
1994年2月第6次印刷；
1994年9月第7次印刷；
1994年11月第8次印刷；
1995年5月第2版第1次印刷；
1995年7月第2次印刷；
1995年7月第3次印刷；
1995年10月第4次印刷；
1996年2月第5次印刷；
1996年7月第6次印刷；
1996年9月第7次印刷；
1997年2月第8次印刷；
1997年4月第9次印刷；

1997年6月第10次印刷；

1997年7月第11次印刷；

1997年8月第12次印刷；

1997年10月第13次印刷；

1998年1月第14次印刷；

1998年1月第15次印刷；

1999年4月第16次印刷；

1999年10月第17次印刷；

2000年2月第18次印刷；

2000年5月第19次印刷；

2000年7月第20次印刷；

2000年7月第21次印刷；

2001年4月第22次印刷；

2001年5月第23次印刷；

2001年8月第24次印刷；

2002年5月第25次印刷；

2003年10月第26次印刷；

2004年4月第27次印刷。

（共计35次）

中文版序

你了解自己身体内的水吗？

你了解身体缺水会导致哪些疾病吗？

你知道仅仅用水就可以治愈许多慢性疾病吗？

也许，你长年患有关节炎、过敏症、高血压；也许，你正在经受哮喘、糖尿病或肠炎性疼痛的折磨。那么，请您来读一读《水是最好的药》这本书吧！美国著名医学博士F·巴特曼会告诉你：

你没病，只是渴了！

我们对身体外面的水了解得很多很多，但对身体内的水却知之甚少。如果我们了解了水在身体内的具体运行情况，我们就会恍然大悟，我们关于医疗保健的观念就会随之发生彻底的改变。我们会惊讶地发现，许多疾病的病因仅仅是身体缺水。

然而，不可思议的是，人们往往会犯最基本的、灾难性的错误：当身体急需水时，我们却给它茶、咖啡、酒或用工业化方法生产的饮料，而不是纯净的天然水。不可否认，茶、咖啡和工业化生产的饮料不仅含有大量水，而且还含有一些对身体有益的物质；与此同时，我们也不能否认：茶、咖啡和工业饮料里含有大量脱水因子，这些脱水因子进入身体后，不仅让进入身体的水迅速排出，而且还会带走体内储备的水。这就是我们越喝茶和咖啡……就越想小便的原因。一方面我们的身体急需水，发出了口渴的呼唤；一方面我们用茶、咖啡和工业化饮料在糊弄口渴，并没有真正满足身体对水的急切需求。久而久之，我们就会麻木；久而久之，水的新陈代谢功能就会紊乱。新陈代谢功能一旦紊乱，身体的某些区域缺水，它发出的信号就不仅是口渴，而会表现出比"口干"多得多的症状：

腰疼痛；

颈椎疼痛；

消化道溃疡；

血压升高；

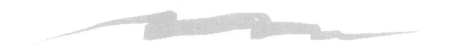

哮喘和过敏；

甚至患上胰岛素非依赖型糖尿病；

……

多么可怕的结果，多么巨大的灾难！

身体缺水不仅会发出口渴的信号，还会发出各种各样的患病信号。在《水是最好的药》中，巴特曼博士总结了自己几十年的研究成果。

F.巴特曼博士是亚力山大·佛莱明——盘尼西林发现者和诺贝尔奖得主——的学生，他将毕生精力致力于研究水的治疗作用。他不用药，仅用水，就治愈了3000多名患者。现在，《水是最好的药》已被翻译成16种语言，畅销全球，仅在美国就已印刷了35次。

难怪有人将这本书与《圣经》相提并论。

目　录

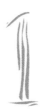

为什么药物不能治病

现在的医务人员不明白水在人体中的作用有多么重要。

药物可以缓解病情，却治不好人体的衰老性疾病。

渴是身体对水的呼唤，这呼唤短促而有力、焦急而难耐，此时，倘若饮一杯清水，身体的呼唤就会停息，因为水满足了身体的需要，消除了人的焦躁不安。然而，令人遗憾的是，随着渴意的消失，人们对水的作用的认识似乎也到此为止。人们很少去思考如下问题：

水为什么能解渴？

水进入身体后是怎样运行的？

水在身体内究竟起着怎样至关重要的作用？

为什么身体缺水我们会感到渴？

身体缺水还有没有其他的信号和表征？

我们对身体外面的水了解得很多很多，但对身体内的水却知之甚少，如果我们了解了水在身体内的具体运行情况，我们就会恍然大悟，我们关于医疗保健的观念就会随之发生彻底的改变，我们会惊讶地发现许多疾病的病因仅仅是身体缺水。身体缺水造成了水代谢功能紊乱，生理紊乱最终又导致了诸多疾病的产生；而治疗这些疾病的方法简单得令你难以置信，那就是：喝足够多的水。

基本认识

水是生命之源。

人类在火星上寻找生命的痕迹，首先寻找的就是水，有水才有生命。

地球上的生命从咸水中诞生，在淡水中进化，在陆地上成长，不管其形态多么复杂，但水在任何生命体中所起的作用从来就没有改变过。人之所以能在陆地上成长，也是因为身体内有一整套完善的储水系统。这个系统在人体内储备了大量的水，约占体重的75％。正因如此，人才能在短时间内适应暂时的缺水。与此同时，人体内还有一个干旱管理机制，其主要功能是：在人体缺水时，严格分配体内储备的水。其运行原则是：让最重要的器官先得到足量的水以及由水输送的养分。在水的分配中，大脑处于绝对优先的地位。大脑占人体重量的 1/50，却接收了全部血液循环的 18%~20%，水的比例也与之相同。人体的干旱管理机制十分严格，分配水时，身体内的所有器官都会受到监控，严格按照预先确定的比例进行分配，任何器官都不能多占。身体的所有功能都直接受制于水量的大小，身体缺水时，干旱管理机制首先要维护重要器官，于是，别的器官的水分就会不足。这时，它们就会发出报警信号，表明某个局部缺水，这非常像一辆正在爬坡的汽车，如果冷却系统缺水，散热器就会冒热气。

人体内的干旱管理机制发出局部缺水信号后，人立刻感到口渴；警报信号越强烈，口渴就越厉害；口渴越厉害，身体对水的需求就越急迫。然而，不可思议的是，人们往往会犯最基本的、灾难性的错误：当身体急需水时，我们却给它茶、咖啡、酒或用工业化方法生产的饮料，而不是纯净的天然水。不可否认，茶、咖啡和工业化生产的饮料不仅含有大量水，而且还含有一些对身体有益的物质；与此同时，我们也不能否认：茶、咖啡和工业饮料里含有大量脱水因子，这些脱水因子进入身体后，不仅让进入身体的水迅速排出，而且还会带走体内储备的水。这就是我们越喝茶和咖啡……就越想小便的原因。一方面我们的身体急需水，发出了口渴的信号；一方面我们用茶、咖啡和工业化饮料在糊弄口渴，并没有真正满足身体对水的急切需求。久而久之，我们就会麻木；久而久之，水的新陈代谢功能就会紊乱。新陈代谢功能一旦紊乱，身体的某些区域缺水，干旱管理机制发出的信号就不仅是口渴，而会表现出比"口干"多得多的症状：

腰疼痛；

颈椎疼痛；

消化道溃疡；

血压升高；

哮喘和过敏；

甚至患上胰岛素非依赖型糖尿病；

……

多么可怕的结果，多么巨大的灾难！但原因却既简单又平常。所以，我常对一些病人说："你没有生病，只是渴了。"每当这时，患者总是惊讶万分，半信半疑。其实，生活往往就是这样的，我们常常把简单的事情复杂化，复杂到连自己都懵懂的地步。身体缺水不仅会发出口渴的信号，还会发出各种各样的患病信号。此时，如果我们不仔细分析原因，一味地用化学药物让这些信号

"闭嘴"，就会铸成大错。我从医多年，经常碰到这种情况：明明是身体缺水发出的信号，明明是身体出现了局部干旱，急需补充水，此时只要增补水就能解决问题，但人们却用化学药品对付这些缺水信号。当生病的所有条件都齐备了，人就真的病了。更不幸的是，这个错误还会持续，身体的病状逐渐发展，脱水症越来越复杂，用药越来越多，直到有一天——病人死了。这时，谁都说不清他究竟是病死的还是渴死的。

需要改变的认知模式

什么叫模式？怎么改变模式？模式是人们对事物的基本认识，并以此为基础衍生出一种新知识。比如，以前人们认为地球是扁平的，后来发现地球是圆的。地球是圆的，这就是一种基本模式，地图的绘制、地球仪的设计、对太空星球的认知、星际旅行的轨道计算，都得依据这一基本模式。也就是说，扁平模式是不准确的。地球是个球体，这个观念才是正确的。有了这种认识，科学才能进步。在科学界，模式的改变是进步的基础。模式的改变和转换不是一蹴而就的。在医学领域，即使一种新的认知模式意义重大，要想得到广泛认可却困难重重；即使社会望之若渴，人人期盼它结出硕果，采用它的难度也相当大。

用药错误的根源

人体是由 25% 的干物质（溶质）和 75% 的水（溶剂）构成的。据说，大脑组织的 85% 是水。化学有一套成熟的科学指标体系，也是一套包罗广泛的知识体系，我们用化学方法探讨人体的运转机制和体内溶质的结构时，当然会以化学知识为前提。

因此，我们会假定溶解结构是个反应调节器，调节着人体的所有功能。下面，我们就按照这个旧模式来研究一下人体，假定人体的水分仅仅是一种溶剂，一种填充空间的材料，一种运输工具。这种观念与用试管做化学实验没有什么不同，我们没有赋予溶剂别的功能。人类有了系统的知识后，通过教育一代代的传递承袭，我们的现代医学认识就源自这里。我们把溶质视为调节器，把水视为溶剂和体内的运输工具，仅此而已。今天，我们甚至还会把人体视为一支大"试管"，装满了各种不同性质的固体物质，水只不过是无足轻重的"填充材料"。

在科学中，人们认为只有溶质（也就是溶于血液的物质，或血液携带的物质和血液中的血清）才能调节人体的各种活动，调节人体对水分（溶剂）的吸纳。人们普遍认为，人体能自动调节水分的配置。水无处不在，不花钱就能得到，身体决不会亏待自己，一缺水就会补足。

有了这样的错误认识，人们在进行应用医学研究时全都盯着一个方向：找到致病的"特殊"物质。因此，只要医生怀疑患者有什么异常或波动，在没有提出清晰、明确的治疗办法前，先用化验来查找病因。因此，除了用抗生素治疗细菌感染外，所有治疗方法都是为了减轻患者的症状，却治标不治本。一般来说，高血压是治不好的，一个人只要得了高血压，终生都得服药；哮喘也是治不好的，一旦得了哮喘，吸入剂就得形影不离；消化道溃疡是不能根治的，病人必须随时携带抗酸剂；过敏症是治不好的，必须依赖药物控制；关节炎是治不好的，病人迟早会成为跛子；如此等等，不一而足。

由于对水有这样一种根本性的认识，人们普遍认为"口干"是身体缺水的表现，进而推断，只要"口不干"，就说明人体内水分充足，运行良好。从医学上讲，这是十分荒谬的，足以使人误入歧途。人们为治病耗费了大量的人力、物力和财力，却找不到一劳永逸的防治办法。

我曾经对3000多名消化道溃疡患者做过临床观察，只用水治病，并将结果公之于众。在整个医学界我第一个发现，这种"经典疾病"对水——做出了反应。从临床角度看，这种现象与饥渴症很相似。在同样的外部环境和临床条件下，水对别的"疾病"好像也起作用。大量研究证实了我的临床观察。人体内有一个完整的信号系统，能够发出复杂的缺水信号，每当缺水时就会自我调整。

综合临床研究和文献查询，我认为，想要战胜"疾病"，就必须改变当今主导人体应用研究的模式。现行的临床医学显然是建立在错误的假设和不准确的前提下的。否则，人们怎能长期忽视水代谢的紊乱问题或对其视而不见？迄今为止，人们一直认为，"口干"是脱水的唯一信号。我刚才解释过，"口干"是身体脱水发出的最后信号。在发出"口干"信号前，脱水已经存在了，并且危及身体健康。早期的研究者已经发现，即便身体其他部分相对脱水，为了咀嚼和吞咽食物，口腔也会分泌唾液。

当然，只有长期、持续缺水才会引发慢性缺水症。缺水症和其他紊乱性疾病有相似之处，比如，缺少维生素 C 的人容易得败血症，缺少 B 族维生素的人容易得脚气病，缺少铁元素的人容易贫血，缺少维生素 D 的人容易患佝偻病，治疗这些疾病，最好的办法就是缺什么补什么。因此，只要我们明白慢性脱水症能引发什么并发症，预防与早期治疗就比较简单。

虽然我的医学研究报告经过了同伴的审核，我在 1987 年国际癌症大会上作为嘉宾发言前，巴理·肯德勒博士就写信肯定了我在《导致疾病的慢性脱水症》一文中的科学观点（他的信附在第10页上）。你们会看到，我引用了一些参考文献，说明慢性脱水症是多种人体衰退性疾病的根源，巴理·肯德勒博士甚至查阅了我引用的重要参考文献。这些疾病的成因迄今尚不清楚。你要是翻阅医学教科书，就会读到上千页的空话，只要涉及人体主要疾病的原因，所有病例的结论都如出一辙："病因不详"。

尊敬的F.巴特曼博士：

我有幸拜读了您的部分大作，您讲述了水的重要意义，谈到了慢性脱水症与病源学的关系，我仔细查阅了您引用的参考文献，尤其是刊登在《抗癌研究》（1987：7：971）和《简明医学科学》第 1 期的论文提到的文献。

我发现，您引用的每份文献都很恰当，它们有力地支持了您的假说，即：从溶质模式改换到溶剂代谢模式是非常必要的。我的结论是：您的研究和观念具有革命性的意义。您提出的新观念若能被医学人士和公众接受，将对公众健康和医疗保健经济产生重大的、积极的影响。因此，我将竭力宣传您的重大发现。

　　致

诚挚敬意

巴理·S.肯德勒博士

曼哈顿学院

生物学副教授

纽约医学院

营养学研究生院

Manhattan College

RIVERDALE, NEW YORK 10471

DEPARTMENT OF BIOLOGY
COLLEGE OF MOUNT ST. VINCENT CAMPUS

College of Mount St. Vincent

RIVERDALE, NEW YORK 10471
(212) 549-8000

6-20-94

F. Batmanghelidj, M.D.
2146 Kings Garden Way
Falls Church, VA 22043

Dear Dr. Batmanghelidj:

I had the opportunity of reading some of your publications
concerning the significance of adequate hydration and the role of
chronic dehydration in the etiology of disease. While perusing
this material, I carefully examined many of the references that
you had cited, especially those in your paper published in
Anticancer Research (1987:7:971) and in your subsequent paper
in Volume 1 of Science in Medicine Simplified.

Every reference that I checked was properly used to support
your hypothesis that a paradigm shift from a solute-based to a
solvent-based body metabolism is warranted. I conclude, based
upon study of your revolutionary concept, that its implementation
by health care professionals and by the general public, is certain
to have an enormous positive impact both on well-being and on
health care economics. Accordingly, I will do all that I can to
publicize the importance of your findings.

Yours truly,

Barry S. Kendler, Ph.D.
Associate Professor of Biology
Manhattan College

Adjunct Faculty Member
Graduate Nutrition Program
New York Medical College

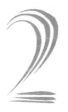

新模式

一种新的科学真理往往不能说服反对者。但是，反对者会渐渐死去。下一代人则开始熟知这种真理。

——马克斯·普拉克

有关人体的科学新理念和新思维能使普通人成为自己的保健医生。溶剂，即水，有调节身体功能的作用，还能调节溶解于其中的溶质（固体物质）。人体内的水代谢一旦紊乱（溶剂紊乱），就会发出各种信号，表明"系统"功能出了问题，水的供给与分配出了问题。

我再说一遍：身体的每项功能都可以根据水流量进行监测和判断。要确保有足够的水到达比较重要的器官，确保水把各种元素（激素、化学信息和营养素）送到比较重要的器官，只能采用

"水配比"办法。换句话说，每个器官都在制造其他器官需要的物质，只要这个器官按照大脑的指令不断调整配额，监控自己的生产率和生产标准，把自己制造的物质投放到"流动的水"中，一切都会正常运转。水一旦到达"干旱"地区，就能恢复重要的、缺失的物理运动和化学反应。

从这一角度看，水的摄入和配比就极为重要。神经传导系统（组胺及其附属成分）在调节水配比的过程中会越来越活跃。它们的活动不应受到药物的持续性抑制。人们应当懂得神经传导系统的目的，要多喝水，满足它的要求。1989年，我在蒙特卡洛会议上向与会的各国科学家们发表过同样的见解，那次会议专门讨论炎症、镇痛和免疫调节问题。

新模式为科学研究增加了"时间第四维"。随着时间的延续，脱水症会不断加重，"时间第四维"有利于我们理解这种病症，帮助我们预测人体会出现什么生理问题，在今后若干年内会引发什么样的疾病，包括目前人们认为由基因紊乱造成的疾病。它将改变当前"盲目诊断"和"头疼医头、脚疼医脚"的治疗方法，使医术成为科学严谨的艺术，使预防和预测成为现实，促使人们保持健康的体魄，减少个人和社会的医疗支出。

身体不同的部位缺水，就会有不同的症状，发出不同的信号，引发各种各样的并发症，我们称之为疾病。有人怀疑水怎能自然而然地解决问题。水能治愈这么多种疾病？不可能！

虽然新观念为预防和治疗各种脱水诱发的疾病提供了新的可能，他们却不接受新观念。他们根本没想过，身体缺水的唯一补救办法就是供水，除此之外别无他法。本书各章节都引用了一些例证，以便让心存疑虑者明白：水是天然的保健良药，能够解决多种健康问题。这是人类历史上最伟大的发现。

不同人生阶段的水调节

人生分为不同时期，人体的水调节机制也可以分为三个阶段。第一阶段是胎儿在母亲子宫的阶段（如图 1 – 左 B 所示）；第二阶段是成长阶段，即身高和体重达到成熟（在 18 到 25 岁）的阶段；第三阶段是从成年到死亡的阶段。细胞在子宫里发育时，母亲为胎儿细胞的生长提供必需的水。水的摄入和传输似乎是由胎儿组织完成的，却体现在母亲身上。胎儿和母亲对水的需求似乎表现在怀孕初期的晨吐感觉上。母亲的晨吐感觉是胎儿和母亲的缺水信号。

不同生命阶段水的调节机制

身体、水和年龄

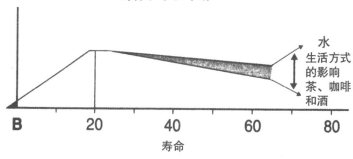

水的摄入和缺水感应

图1：在人生的不同阶段，人体内的水调节机制分为三个时期：
一、胎儿在母亲子宫的阶段（如图1-左B所示）；
二、成长阶段，即身高和体重达到成熟的阶段（在18到25岁）；
三、从成年到死亡的阶段。

应当彻底搞清的问题

　　显而易见，渴的感觉会逐渐衰退，进入成年后，我们体内的水分会越来越少。随着年龄的增长，体内细胞的含水量也会逐渐减少，细胞内的含水量与细胞外的含水量之比从 1 ∶ 1 减少到大约 0.8 ∶ 1（见图 2）。这是一个巨大的变化。我们饮水是为了满足细胞的功能需求，饮水量的减少会影响细胞的活力。饮水量的减少会导致细胞含水量的减少。结果，慢性脱水就会引发一系列症状。如果不明白这些症状是人体脱水发出的紧急信号，就会把它们误认为是别的疾病。直到今天，人们还是没有弄明白这个问题，把身体对水的渴求误认为是别的疾病，用药物来治疗。

细胞内含水量与细胞外含水量的变化比率

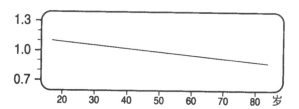

图2：缺水的感觉逐渐弱化，饮水量不足会改变人体细胞内的含水量和细胞外的含水量的比率。我们喝进的水可以维持细胞容量的平衡，我们摄入的盐分可以保持细胞外的水容量，维持水的循环。

即使供水量十分充足，人体也会缺水。人类的渴感和对水的需求感似乎会越来越弱。由于不知道身体需要水，随着年龄的增长，人们就会逐渐患上慢性脱水症（见图1和图2）。

人们还有一个糊涂认识，口渴时喝茶，喝咖啡，甚至喝含有酒精的饮料，却不喝水。这是一种常见错误。

"口干"是脱水的最后征兆。即使口腔是湿润的，身体也会受到脱水的折磨。更糟糕的是，有些上了年纪的人，口腔明显发干，他们却感觉不到渴，因而无法满足身体对水的需求。

水的其他重要特性

科学研究表明，水不仅是溶剂和运输工具，它还有许多别的特性。水在调节身体各项功能时显示出了这些特性，不但没有引起人们的注意，反而很遗憾地混淆了人们的视听，所谓的现代医学科学正是建立在混淆视听上的。

★在身体的新陈代谢过程中，水具有重要的、基本的水解作用，即新陈代谢有赖于水的化学反应（水解作用）。水的化学能量可以促使种子发芽，长成一株新植物，甚至大树。生命化学利用的正是水的能量。

★在细胞膜层面：水渗透细胞膜时可以生成"水电"能（电压），转化成三磷酸腺苷（ATP）和三磷酸鸟苷 (GTP)，这是两种非常重要的细胞电池系统，储存在能量池中。ATP 和 GTP 是身体里的化学能量源。水的能量可以制造 ATP 和 GTP。这种微小的粒子就像商品交换中的"现金流"，尤其在神经传导方面。

★水还能形成一种特殊结构、模式或形态。它像一种黏合材料，能把细胞建筑黏和在一起。水像胶水一样把固体溶质和细胞膜黏在一起。体温较高时，水的黏合作用类似于"冰"。

★大脑细胞的产物可以通过"水道"运送到神经末梢，用来传递信息。在神经系统中，除了主航道外，还有支流和非常细的溪流，溶质材料沿着水道"漂运"，这种水道就是"微管"。（见图3）

体内的神经水运系统

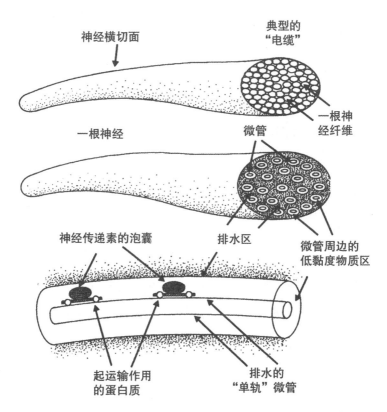

图3：示意图，表明单个神经纤维和在微管两侧的水路运输系统，水路运输系统起到排水管的作用，因为它从周围汲取水分，因此制造了一个低黏度的区域。

★人体中的蛋白质和酶在黏度较低的溶剂中效率较高。细胞膜中的所有受体（接收端）都是如此。在黏度较高的溶剂中（在脱水状态下），蛋白质和酶的效率较低（对身体缺水的判断力可能也较差）。因此，水可以调节身体的所有功能，包括各种溶质的活动。"水是身体里的溶剂，它能调节所有功能，也能调节溶解在水中并在水中循环的溶质的活动。"这一新的科学真理（认知模式的转变）应该成为未来医学研究的基础。

缺水时，不仅人体的"内置"摄水机制会发挥作用，对体内的存量水进行定量分配的机制也开始发挥作用。它会根据预先确定的顺序向身体的不同部位供水——这就是"干旱管理"。

科学研究表明，受组胺引导和操纵的神经传导系统会活跃起来，激发从属系统，促进水的摄取。从属系统也参与水的分配和循环，把水从一个器官调配到另一个器官。从属系统用后叶加压素、血管紧张肽 (RA)、前列腺素（PG）和激肽作为媒介。由于身体内部没有随时可以提水的水库，只能通过优先配置系统对存量水或摄入体内的水进行分配。

有研究表明，在两栖动物中，组胺的生成量和储量都很低。组胺生成后，两栖动物一旦缺水，就会发挥作用。

神经传导组胺是用来规定和调节现有水量的，动物体内出现脱水后，组胺的产量和储量会大大提高——这就是所谓的干旱管理。组胺和从属它的前列腺素、激肽以及 PAF（也是一种与组胺有关的媒介）能调节和分配摄入体内的水分，它们碰到痛感神经就会引起疼痛。

前面讲述了"医学观念的转换"，提出了两个被人忽视的问题。第一，随着年龄的增长，身体会越来越缺水。与此同时，新观点否定了以"口干"为身体缺水的唯一信号的老观念。第二，当神经传导组胺的生成和从属的调水因子过于活跃，以至于引发过敏、哮喘和慢性疼痛时，应该把这类疼痛理解为缺水信号——身体因缺水发出的危机信号。只有"认知模式转变"了，我们才可能识别出身体缺水或局部缺水的各种信号。

新观念（新模式）表明，身体的慢性疼痛不应用受伤或感染来解释，而应当首先将它视为慢性缺水，什么部位疼痛，什么部位就缺水。医生首先应当考虑疼痛信号，先把它们视为缺水信号，而后再考虑是否采用复杂的治疗程序。非传染性的、"反复出现"的或慢性的疼痛应当视为身体缺水的信号。

目前的治疗方法识别不了身体的缺水信号，这无疑会使问题复杂化，人们很容易把这些信号看成某种严重疾病的并发症，采用各种复杂的治疗手段，其实它们仅仅是脱水的信号。虽然仅用水就能减轻病人的痛苦，患者却被迫接受药物或者介入式治疗。

因此，医生和患者都有责任了解慢性脱水症给人体带来的伤害。

慢性疼痛包括消化不良疼痛、风湿性关节炎疼痛、心绞痛（无论行走还是休息）、腰部疼痛、间歇性跛行疼痛（行走时腿部疼痛）、偏头痛和持续性头疼痛、肠炎疼痛和与之相关的便秘 (见图 4)。

脱水和某些慢性疼痛

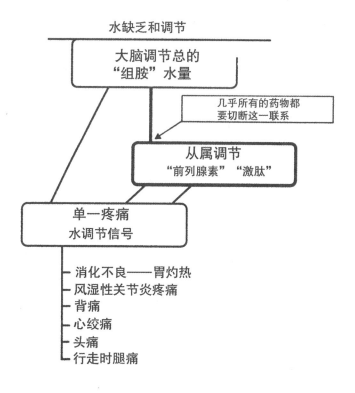

图 4：痛感探测感官由两部分构成。一部分是局部的神经系统，一部分是中枢神经系统。在早期，止痛药可以消除局部的疼痛。但是，当达到一定程度时，大脑就变为监控疼痛的直接中心，直至身体出现脱水。

观念的转变表明：首先应当用调整日常饮水量的方法来治疗这些疼痛。给病人常规止痛药或其他缓解疼痛的药物前，如抗组胺药或抗酸剂，应当先观察几天，让病人每天（24 小时）的饮水量不少于两品脱半（即两升半），以便防止永久性的局部损害或全身损害，发展成不治之症。有些人有多年的疼痛史，对这样的病人，要想试一试水能否解除疼痛，首先应当确认他们的肾脏是否有足够的排尿能力，以免在他们的体内积存过多的水。应当把排尿量和饮水量加以对比。饮水量增加，排尿量也会增加。

缺水引起疼痛是生理学上的新观念，为未来的医学研究和探索疾病的起源开辟了一种新思路。它揭示出，长期使用止痛药来"抑制"慢性脱水症或局部脱水症对健康有害无益的重要信号。

这些止痛药（镇痛剂）有致命的副作用。持久的脱水能损害身体，止痛药压抑了痛感，却不能消除疾病的根源——脱水。镇痛剂往往会引起胃肠出血。每年都有一两千人因为经常服用镇痛剂而丧命。现在（1994 年）已经清楚了，止痛药能损害一部分人的肝脏与肾脏，能致死。

科学家们一直在探寻疼痛的起源，上述观点为疼痛的缘起提供了科学的解释。关于水在人体中的作用，人们只要转变观念，就会在未来的临床医学中创造奇迹。某些疾病是由缺水引起的，但是，一些专业机构却因长期的无知无识而获益，它们至今不肯推广这一信息。

　　医学界的专业人士一旦采用新的认知模式，就会改变"应用医学对人体的无知"，使用经过深思的、预防性的医疗保健方法。更重要的是，简单的生理疗法能够防患于未然，把疾病消灭在萌芽状态，而不会听任它们发展成不可医治的痼疾。

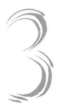

消化不良引起的疼痛

刚发现的身体缺水的紧急信号。

消化不良引起的疼痛是人体发出的最重要的信号，它是脱水的表征，是身体缺水的信号。这在年轻人群或是中老年人群中都可能发生。当前的所有重大疾病几乎都可以追溯到慢性、持久、不断加重的脱水。

消化不良引起的疼痛，即由胃炎、十二指肠炎和胃灼热引起的疼痛，只需要增加饮水量就可以得到治疗。如果病人还患有溃疡症，那就必须注意日常饮食，以便加快溃疡面的修复速度。

耶鲁大学爱德华·斯彼若教授的研究表明，12%的消化不良患者六年后会患上十二指肠溃疡，十年后这一概率会增加到30%，二十七年后增加到40%。消化不良引起的疼痛不可小视，虽然只有通过内窥镜发现溃疡后才能确认疾病的轻重。现在的临床医学更像一门依赖视觉判断的学科，而不是从前那样，是依靠分析和思维判断的艺术。

疼痛有不同的分类，病人去医院是因为疼痛。疼痛引起人们的注意，医生用内窥镜观察疼痛部位，给各种疼痛贴上不同的医学标签。消化不良疼痛很常见。人们把基本的、常见疼痛引起的病变解释成局部组织的病变，其实它的起因就是脱水。

我为什么这样说呢？因为我仅用水就治好了3000多个消化不良疼痛症患者，而别的医生则根据疼痛的不同特征，把病人分成不同类别。增加饮水量后，他们的病情全都好转了，临床症状也随之消失。我曾把用水治疗消化不良疼痛的报告发表在1983年6月的《临床肠胃病学报》上。

脱水达到某种程度时，身体会急需水，任何东西都替代不了水。除了水，什么药物都不会奏效。我不妨用一个病例说明水疗法的效力。有一个年轻人，二十多岁，几年前得了消化性溃疡，直到不能忍受才找我。他曾经接受过常规治疗，被确诊为"十二指肠溃疡"，服用过抗酸剂和西咪替丁。

西咪替丁的药性极强，可以在"第二"类接受点——也就是身体中的"受体"，即组胺2或者H2接受点——阻断组胺的活动。胃组织的一部分细胞可以制造酸，它们对西咪替丁十分敏感。

但是，人体内有许多不制造酸的细胞，它们也对药物的阻断作用十分敏感。所以，这种药物有很大的副作用（对年轻人尤其显著），对患有慢性脱水症的中老年人则极为危险。

1980年夏天的一个夜晚，我头一次看见那个年轻人，时间是十一点。他疼得厉害，几乎处于半昏迷状态。他像婴儿似的蜷缩着身子躺在房间的地板上，不停呻吟，不知道四周的人在为他担心。我问他话，他也不回答，也不同身边的人讲话。为了让他说话，我不得不使劲摇他。

我问他感觉怎样。他呻吟道："我的溃疡病快要疼死我了。"我问他疼了有多久，他说吃罢午饭后，下午一点就开始疼，随着时间的迁延越来越疼。我问他吃过什么药缓解疼痛。他说吃了三片西咪替丁和一整瓶抗酸剂。他还说，痛了十个小时，吃了这么多药，一点儿作用都没有。

消化不良溃疡病患者服用如此大量的药物仍然不见效，一般人会怀疑他得了"急腹症"，需要做外科手术。也许他的溃疡已经穿孔了。我曾经亲眼看见和参加过消化性溃疡穿孔病人的手术。那些病人就像眼前的这位年轻人一样，痛苦万分。要想判断年轻人是不是溃疡穿孔，只需做一个简单的试验。穿孔病人的腹壁很僵硬，像一块木板。我摸了摸他的腹壁，试试腹部的硬度，还好，没有溃疡穿孔。他的腹壁很柔软，但是疼得不能碰。他很幸运，没有穿孔，但是，照他目前的样子，他吃的抗酸剂很可能在发炎的溃疡面上钻出洞来。

此时，药物的作用非常有限。三片抗组胺剂（每片300毫克）加上一整瓶抗酸剂都不能缓解他的疼痛。遇到这种情况，只有开刀了。我非常了解水对缓解消化不良疼痛的作用，我给这个年轻人两大杯水，也就是一品脱（一升）。起初他不愿喝。我告诉他，他吃过了所有的常用药，都不见效，不妨试一试"我的药"。他当时疼痛难忍，不知所措，别无选择。我坐在角落里，观察了几分钟。

我因事离开，十五分钟后回来，他的疼痛已经缓解，停止了呻吟。我又给了他一大杯水（半品脱）。几分钟后，疼痛完全消失了，他开始注意屋里的人。他站起身来，向墙壁走去。他靠着墙，与看望他的人们交谈，那些人比他本人还吃惊，三杯水竟然带来如此大的变化！十个小时以来，年轻人遭受着疼痛的折磨，服用了治疗消化性溃疡症的最先进的特效药，一点儿效用都没有。现在，三杯水在二十分钟里就取得了明显的效果。

只要看一下22页上的图4，把上述病例与模型中关于疼痛的说明比较一下，你就会明白大脑的某个部位对应着身体缺水信号的强弱。达到某个临界点，局部止痛药物就不会奏效。抗酸剂和H2阻断剂甚至不能减缓年轻人的痛感。唯有水给了大脑正确的信息，撤销了大脑发出的缺水信号，因为它准确无误地收到了体内水分充足的信号。同样的疼痛反射模型在别人身上也会起作用。风湿性关节炎的患者应该明白，当身体严重缺水时，它就会把疼痛现象通知给大脑。

又一次机会来了，我要测试一下脱水引起的腹痛与大脑反应在时间和水量上的关系。这一回，两人搀着一个男人来到我的诊所。病人走不动路，那两个人架着他的胳膊。他也是一位消化不良性溃疡病患者，患有严重的上腹急腹症，也就是消化不良性疼痛。给他做了检查，发现溃疡还没有穿孔，我每隔一小时给病人一大杯水。二十分钟过去了，他的疼痛没有缓解，一小时二十分钟过去了，依然没有彻底缓解，直到喝了三杯水后他才康复。平均算来，如果病情不严重的话，大约八分钟疼痛就能缓解。

实验表明，当我们喝下一杯水时，水立刻到达肠道，并被吸收。但是，一个半小时后，大致等量的水才能通过黏膜的腺体层分泌到胃中。水从底层渗出，进入胃，为消化食物做准备。消化固体食物需要很多水。有了水，胃酸才能分泌到食物上，酶才能被激活，食物才能分解成均匀的微粒状流体，进入肠道，步入消化过程的下一阶段。

黏膜的腺体层面上有一层黏液，位于胃组织的最里层（见图5）。黏液的98%是水，另有2%的固体是吸附水分的"架构"。

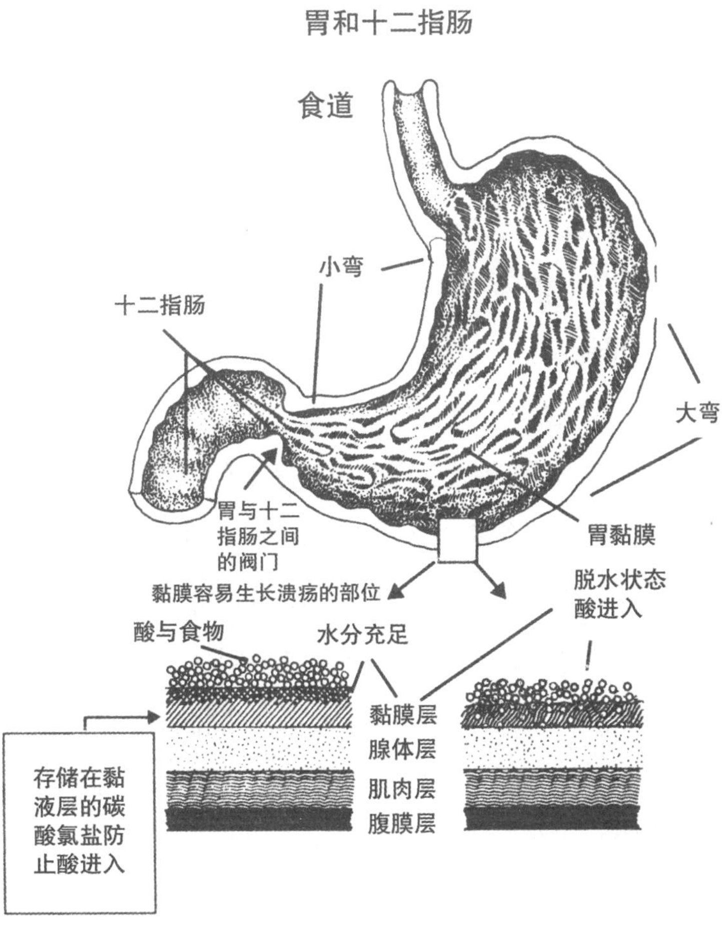

胃和十二指肠

食道

小弯

十二指肠

大弯

胃与十二指肠之间的阀门

胃黏膜

黏膜容易生长溃疡的部位

脱水状态酸进入

酸与食物　水分充足

黏膜层
腺体层
肌肉层
腹膜层

存储在黏液层的碳酸氯盐防止酸进入

图 5：胃与胃黏膜结构模型。含水量充分的黏膜保护层可以保持重碳酸盐并能中和试图通过黏膜的胃酸。脱水状态下的身体，其黏膜保护层作用低，就会允许胃酸渗透，造成黏膜损伤。补水会为黏膜提供防酸保护层，比市售的任何药物都更有效。

这个叫作黏液的"水层"，是天然的缓冲区。它下面的细胞分泌出碳酸氢钠，碳酸氢钠被水层吸收。当胃酸通过这个保护层时，碳酸物就会发挥中和作用。

这一化学反应能生成大量的盐（碳酸物中的钠和胃酸中的盐酸），盐分太多会改变黏液"架构"的附水特性。过多的中和反应和盐的沉积能使黏液物质颗粒不均，黏性降低，于是酸就会渗透到黏膜层，引起疼痛。

水渗过黏液层是一个自然的过程，很像对黏液层的"反向冲洗"，为的是清除沉积的盐分。这一过程非常有效，当水渗过新的黏液时，就从下面使黏液层复水化（rehydrating）。这种又新又厚又稠的黏液是天然的盾牌，能够阻止酸对胃的侵害。盾牌的效力显然有赖于水的摄取，尤其是在摄入各种固体食物前，因为固体食物会刺激胃腺体制造胃酸。因此，水是防止胃酸侵害的唯一的天然手段，它自下而上地发挥作用。而抗酸剂则依附于胃酸，它的防护是没有效用的。

我们终于明白了，人体内有"饥饿疼痛"信号，也有"缺水疼痛"信号。不幸的是，人们把"缺水疼痛"叫作"消化不良"，用各种药物对付它。于是，由脱水引起的新陈代谢紊乱损害了十二指肠或胃的组织。用抗酸剂缓解疼痛是普遍认可的方法，甚至在超市里人们也能买到这种非处方慢性毒药。

专家们在瑞典的研究结果表明，患有典型消化不良性疼痛而没有患溃疡的人，不管吃什么药，安慰剂也好，抗酸剂也好，甚至阻断组胺活动的药物也好，结果是一样的。换句话说，不管是抗酸剂，还是更强的药物都没有多大效用。在人体的这一生理过程中，人们应当慎重对待脱水信号，切忌滥用药物。

水很可能是缓解病痛的唯一有效物。身体想要的，需要的，呼唤的毕竟是水，仅仅是水。如果我们仔细寻找其他的症状，还会发现更多缺水信号。不要认为消化不良性疼痛是局部的、孤立的现象。在所有病例中，消化不良性疼痛都是脱水的信号——身体缺水的信号——即使同时出现了溃疡。只要饮水后疼痛就能减轻，再有足够的饮食，溃疡肯定会在一段时间内自动康复。

有人说溃疡是感染造成的。我经过研究认为，所谓的造成溃疡的各种曲线形细菌其实只是人体的共生物，天生就住在肠道中。脱水直接抑制了免疫系统，它们才可能趁机占据上风。你看，我们健康时，肠道细菌与我们共生共长，为我们的身体制造大多数不可或缺的维生素。我们身强体壮，他们就做出贡献。可在人体脱水时，它们就会在我们的消化系统，尤其是在十二指肠连接的阀门处，也就是许多组胺神经聚集的部位，造成溃疡。组胺产生的激素越多，对曲线形细菌越有利。与此同时，受神经严格监控的强酸胃容物从胃流向肠道。不论怎么说，并非所有溃疡部位都有"螺旋形细菌"的存在。许多人的肠道里都有螺旋杆菌，但是，他们并没有得溃疡病！

含铝抗酸剂是很危险的。有些疾病，只要增加饮水就可以治好，对这种病，不要轻易使用含铝抗酸剂。阿尔茨海默病（老年前期痴呆）有多种病因，循环系统中铝含量过高，大量沉淀，可能是阿尔茨海默病的主要原因。人们必须明白二者的关系，长期服用含铝抗酸剂，积累的毒性有副作用，损害阿尔茨海默病患者的大脑。含有金属的药物有毒性和副作用，基因研究表明，这种毒性和副作用是无法消除的。但是，在错误模式的指导下，仅仅是为了应对简单的缺水信号，医生就让病人服用这种药。多数抗酸剂都含有铝，一匙药液或一粒口服药片的铝含量为 150 到 600 毫克。

关岛的土壤中铝矿石含量很高（西太平洋一些地区的土壤的含铝量都比较高，比如：关岛、日本的纪伊半岛和新西几内亚西部等地）。因此，关岛的饮用水受到铝元素的严重污染。在人们认识到污染问题前，铝元素一直保留在饮用水中，岛上曾经流行一种阿尔茨海默病疑似症，甚至年轻人也患这种病。几年前，人们认识到了这个问题，水质得到了净化。于是，人们发现年轻人不再受这种疾病的困扰。现在人们认为，关岛上流行阿尔茨海默病疑似病，是由于饮用水里含有铝的毒性。

组胺药物不宜长期服用。这类药物有许多副作用。包括引起中老年人眩晕和头昏脑涨。男人连续数周服用这类药物后乳房会膨胀，有些男性病人的精子数量会减少，性欲会消失。哺乳期和怀孕期的妇女不宜用这类药物对付身体的缺水信号，缺水信号可能来自母亲，也可能来自婴儿。受到组胺的刺激后，大脑的毛细血管会扩张，以便应对脱水。抗组胺药物会阻碍毛细血管的扩张，在紧急情况下，大脑处理的信息比通常多得多。当病人服用抗组胺药物对付消化不良性疼痛时，输送到大脑的血液量就会减少。

慢性脱水是阿尔茨海默病的主要原因。在我看来，阿尔茨海默病的根本原因是脑细胞缺水。在世界上的某些地区，水的含铝量相对较低，铝的毒性只是脱水的次要病因。请注意，在一些发达国家，人们有时用硫酸铝净化城市供水。脱水迁延不治会造成脑细胞萎缩。大家不妨想象一下李子变成李子干的情形。不幸的是，在脱水状态下，大脑细胞会逐渐丧失许多功能，比如：把神经信号传送到神经末梢的传导系统可能失效。我的一位医生朋友用这种方法治疗他弟弟的阿尔茨海默病，每天都强迫他多喝水。现在，他弟弟已经恢复了记忆，可以跟人对话，不再喃喃自语了。仅过了几个星期，这种方法就收到明显的效果。

应该注意的是，疼痛虽然仅出现在胃部，脱水却是全身性的。

如果不能认识到消化不良性疼痛是缺水信号，长此以往，就会给身体带来不可逆转的后果。当然，胃肿瘤也会引起相类似的疼痛。但是，肿瘤引起的疼痛不会因为喝水而消失。那种疼痛会反复出现。如果连续几天加大饮水量，依然疼痛不止，那么，最好去医院请医生诊断病情。只要疼痛是由胃炎、十二指肠溃疡，甚至消化不良性溃疡引起的，要想治好这些病，就必须调整饮水量和饮食习惯。

肠炎性疼痛

如果左腹下方出现肠炎性疼痛，首先应该把它视为身体缺水的另一种信号。这种疼痛往往与便秘有关，是持续缺水造成的。

大肠的主要功能之一是吸收大便中的水分，以免在消化食物的过程中失去太多水。必须有一定量的水排便才能顺畅。在脱水状态下，食物残渣的含水量自然小于正常含水量，由于食物残渣蠕动的速度减缓，大肠就得加强吸收挤压作用，大肠中的固体残渣的最后一点儿水分也被吸走。因此，便秘不畅是脱水的并发症。如果摄入较多食物，输送到大肠的固体废物就会增加，加重排便的负担。这一过程就会引起疼痛。碰到肠炎性疼痛，人们应该首先想到这是身体缺水的信号。只要摄入足量的水，左腹下方由便秘不畅引发的疼痛就会消失。晚上吃一个苹果、梨或者橘子，有助于第二天排便顺畅。

假性阑尾炎

有时候，右腹下方会出现剧烈的疼痛。这种疼痛很像阑尾炎，症状与早期阑尾炎相似，但没有阑尾炎的其他特征，不发热，腹壁不紧缩，没有疼到不能触碰的地步，也没有呕吐现象。只要喝一两杯水，右下腹的疼痛就会缓解。遇到这种情况，一杯水就可以治愈。

食管裂孔疝

人们经常遇到一种典型的消化不良性疼痛，医生把这种疼痛诊断为食管裂孔疝 (hiatal hernia)。食管裂孔疝是胃的上部通过横膈膜间隙（食道间隙）进入胸腔造成的，它是一种错位现象。对胃来说，这是一个不正常的位置。一部分胃在胸腔中，食物消化就令人非常痛苦。胃酸很容易上涌，接触到没有保护的食管壁，引起胃灼热。

在消化过程中，胃的上半部是封闭的，食物不会向上进入食道。正常的肠道收缩是向下的，从口腔到直肠。消化系统有两道阀门，可以防止食物反流，一道阀门位于食道和胃壁相交处，只在食物进入胃时才会打开。

另一个弯道阀门位于横膈膜外的管壁上，即横膈膜间隙与胃的连接处。每当食物进入食道时，"弯道阀门"就会同步打开，让食物通过，其他时间则是紧闭的，不允许胃容物反向上涌。这就是两道"阀门"的正常状态，它们阻止食物逆行上涌。

消化道（从口腔到直肠）是一条很长的管道，不同部分具有不同的生理特性和功能，使食物的消化吸收和废物的排泄协调顺畅。每个部分都有各自的激素，它们使消化吸收和排泄成为可能。"每个部位"的激素都是化学信使，它们发出信号，规定消化过程的下个步骤何时"启动"。它们能促使酶的分泌，使食物中的活性物得到进一步的分解和吸收。

在消化吸收过程初期，胃分泌胃酸，激活酶，帮助分解固态蛋白质，比如肉和难以消化的食物。在正常情况下，酸性很强的液态胃容物被送到肠道前端。在胃和肠道的连接处有一个阀门，叫作"幽门"。"幽门"的运动受制于肠道两端的信息系统。胃想把食物尽快排入肠道，这是一回事；肠道能不能接收这种含酸的、高度腐化的食物，则是另一回事。

胰腺是分泌胰岛素的腺体，胰岛素可以调节血糖。胰腺也向肠道输送一部分有助于消化的酶。胰腺还有一个生理功能，在胃酸到达大肠前，调节肠道内的碱性环境。胰腺最重要的功能是不断制造和分泌"水溶性碳酸溶液"——这是一种碱性溶液，可以中和进入肠道的酸性物质。为了制造"水溶性碳酸溶液"，胰腺就得从循环系统得到水分。在脱水状态下，这一过程不能有效进行。幽门得不到明确的信号，就不会打开阀门，不会让胃酸进入肠道。这是消化不良性疼痛的第一步，也是人体发出的第一个缺水信号。

我们喝水时，体内会分泌一种叫作"莫特林"(motilin)的激素/神经传递素，分泌的多少取决于进入胃的水量。饮水量越大，肠道分泌的"莫特林"就越多，莫特林的多少可以根据血液流量检测出来。与其名称相符（译者注：motilin 有"自发运动"的意思），莫特林的作用是使肠道有节奏地收缩扩张——也就是蠕动——从肠道上端传导到末端，包括了定时打开和关闭阀门，让食物通过肠道。

因此，消化过程有赖于水，当体内有足够的水时消化过程才会顺畅，胰腺才能制造水性碳酸溶液，为接纳肠道上游来的酸性胃容物做准备。在这种理想的状态下，幽门就会自动打开，让胃容物顺利进入肠道。莫特林起着重要的传输作用，它把参与活动的方方面面联系在一起。当水抵达胃壁时，莫特林就成为一种饱和的激素分泌物。

如果体内水分不足，消化过程就不会顺畅，就会出问题。如果中和机制没有效用，它就决不允许胃里的经过腐化的酸性食物进入肠道，因为它的破坏性是不可修复的。肠道壁不像胃壁，胃壁有保护层，可以防止胃酸的腐蚀，肠道却没有保护层。于是，处于胃的两端的阀门首先做反向收缩运动，幽门就越收越紧。

食道与胃之间的环形阀门，横膈膜外的阀门会变得越来越松弛。当人处于卧位时，胃酸会流进横膈膜，引起疼痛，这就是胃灼热，即人们常说的"烧心"。

在有些病例中，横膈膜的"阀门"很松弛，一部分胃会穿过横膈膜进入胸腔，这就是所谓的"食管裂孔疝"。当阀门改变运动方向，胃容物就无法通过，于是出现了反向运动：胃容物从嘴里吐出。胃容物要是进不了肠道，决不会滞留在胃中，于是只剩下一个出口，那就是嘴。这种现象是肠道反向收缩引起的。反向收缩叫作"逆蠕动"。

还有一种遭到误解、令人不安的病叫易饿症 (bulimia)，它是严重脱水的并发症。受这种疾病折磨的人中，最有名的是戴安娜公主。她被这种病折磨得痛苦不堪，她与查尔斯王子的婚姻也遭到毁灭。这是一种令人难以容忍的病，病人总觉得"饿"。病人吃饭时，食物难以进入胃中，一吃东西就想吐。这种举动确实有伤风雅，让社会感到无法接受。这种人的"饥饿感"实际上就是缺水信号。我在前面解释过，呕吐是一种保护机制。如果"易饿症"患者进食之前先喝水，让身体有充足的水分，问题就会消失。

消化不良性疼痛，不论给它贴上什么标签，都应该定时补水。当前使用的抗酸剂和组胺阻断药物，对慢性脱水症患者并没有什么好处，他们的身体只需要水。

A.B. 致力于促销替代药物。她非常支持螯合物疗法（chelation therapy）。她搜集了大量信息，写了一本关于螯合物疗法的书，此书颇受欢迎。但多年来她本人一直遭受食管裂孔疝的折磨。她的丈夫是一个和蔼的作家，他告诉我，A.B. 每次吃饭都要忍受剧痛的折磨，几乎没有一次能把饭吃完，更谈不上与大家坐在一起聊天。有时他们不得不中途离开餐厅，因为疼痛不允许她坐在那儿吃完饭，哪怕只坐一小会儿。

A.B. 告诉我她几乎不喝水。有一天，她先生偶然发现了我写的书，读了一遍。他们终于明白了 A.B. 的问题。她开始喝水。随着饮水量的增加，她觉得疼痛不再剧烈。几天后疼痛完全消失了，再也没有出现过。夫妻两人现在很喜欢外出用餐。我和妻子与他们一道吃过几次饭。看来，食管裂孔疝及其痛苦已经成为古老的历史。还有一件事很有趣，值得一提，她偏爱的螯合物疗法对某些并发症帮不上什么忙。应该明确指出，螯合物疗法隐含的优点是，在多数情况下，只有多饮水它才有效力。但在过去，医生们不会建议病人在两个疗程间增加饮水量。《唐三德医学通讯》（Journal of Townsend Letter for Doctors）对我的书发表了许多评论，现在，由于我的多次谈话和有关评论，许多支持"替代药物"疗法的医生都建议病人多喝水。螯合物疗法最有利于把有毒金属排出体外。

小结：消化不良性疼痛是一种缺水信号，它与体内的慢性脱水或严重脱水密切相关，也可能与身体其他缺水性疼痛并存。请大家读一读后面里国瑞先生的信。里国瑞先生患有食管裂孔疝和心绞痛。增加饮水后，前一种疼痛消失了，后一种疼痛也在一周后大大减轻。在我写到这一页时，他的疼痛似乎消失得无影无踪。

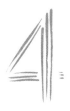

风湿性关节炎疼痛

对同胞来说，最大的罪恶不是憎恨，而是无动于衷：这才是非人道的本质。

——萧伯纳，1897

大约五千万美国人患有各种关节炎，三千万人腰痛，上百万人有颈椎病，另有二十万儿童受到少年关节炎的折磨。一个人一旦得了这种病，就被判了终生苦刑，除非你知道疾病的根源。其实这个问题很容易解决。

首先，风湿性关节炎和关节疼痛应被视为关节的软骨表面缺水，关节炎疼痛是局部缺水的另一种信号。缺盐可能也是一个致病因素。

关节软骨含水量很高。软骨"含的水分"具有润滑作用，由于这种特性，在关节运动时，两个反向重叠的表面才能自由顺畅地滑动。

骨细胞里充满了钙，软骨细胞的基质含有大量水。在软骨表面相向滑动时，一些表层细胞会死去，被剥离掉。从生长点长出的新细胞替代死去的细胞。生长点位于骨表的两侧。软骨水量充足时，摩擦损伤率最低。在脱水状态下，软骨的"磨损"率会大大增加。软骨细胞的再生与"磨损剥离"的比率叫作关节效率指数。

骨髓中的血细胞不断生长，它们通过骨骼系统优先向软骨输送水分。血管的扩张使更多水分进入软骨，通过骨骼微小缝隙的部分血管很可能扩张得不够大，细胞依靠血管获得更多水分和养分，但受制于体内的定量配给机制。在这种情况下，除非血液得到稀释，输送更多水分，否则，软骨就会抢夺供给关节囊的血液，以便满足对"血清"的需求。这时，（连接所有关节的）神经调节分流机制就会发出疼痛信号。

最初，这种疼痛表明关节没有充分做好承担压力的准备，需要充足的水。要治好这种疼痛，就得定时增加饮水量，让流经关节的血液得到稀释，使软骨得到足够的水，修复骨骼的磨损部分——这也是血清向软骨渗透的正常路径。大家只要看一看图6和图7，就会明白这个问题。

我的假设是：关节囊的肿胀和疼痛意味着向关节囊供血的血管出现了肿胀（膨胀和水肿）。关节表面有神经末梢，可以调节各种功能。当神经末梢要求较多血液流到关节部位，从血清得到更多水分

手指关节

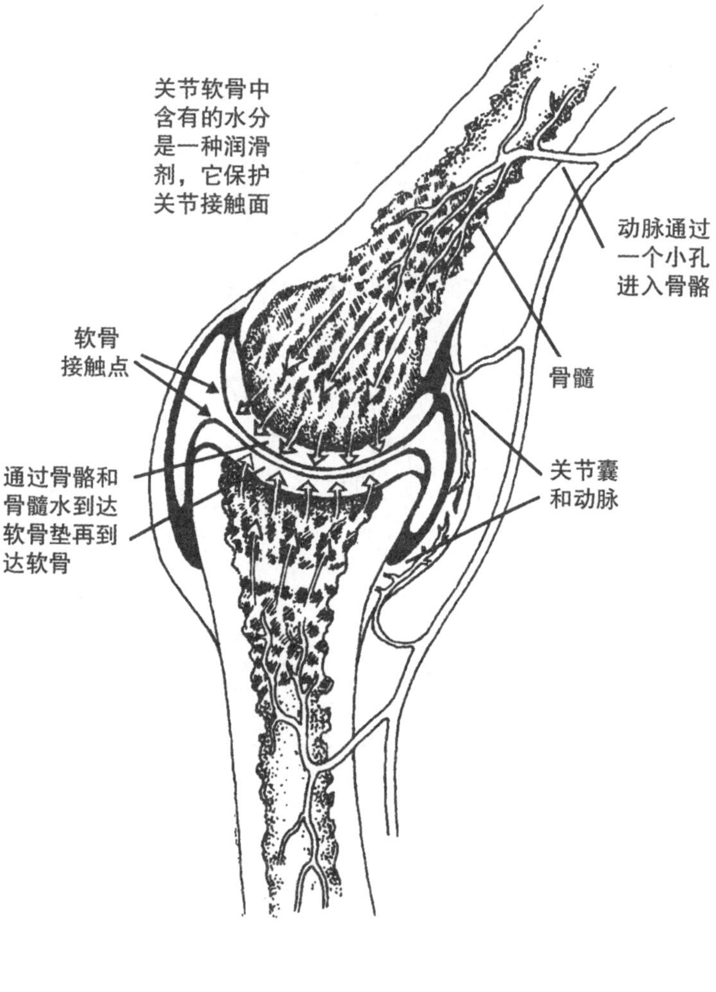

关节软骨中
含有的水分
是一种润滑
剂，它保护
关节接触面

动脉通过
一个小孔
进入骨骼

软骨
接触点

骨髓

通过骨骼和
骨髓水到达
软骨垫再到
达软骨

关节囊
和动脉

图6：正常关节咬合示意图（手指关节图）——供给骨髓、
关节囊的动脉血流，通过骨髓供给软骨接触点的血清流方向。

含水量充足的关节与脱水的关节之比较

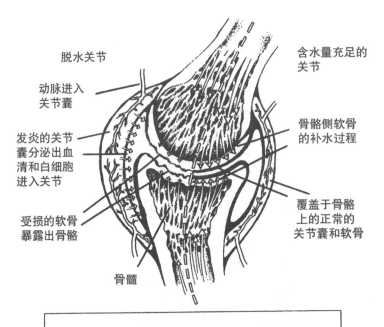

脱水关节

动脉进入
关节囊

发炎的关节
囊分泌出血
清和白细胞
进入关节

受损的软骨
暴露出骨骼

骨髓

含水量充足的
关节

骨骼侧软骨
的补水过程

覆盖于骨骼
上的正常的
关节囊和软骨

> 关节的运动导致在关节间隙形成真空。水被从骨骼和软骨中抽出来，进入关节腔——如果可以自由地得到水的话。

图7：示意图，意在将含水量充分的关节与脱水关节做一并列比较和说明。含水量充分的关节软骨从供给软骨垫的血液中获得营养供给。脱水的关节则需要从关节囊中获得某种形式的液体循环，因此造成了关节囊的肿胀和敏感。炎症的表现可能看起来像是受到了感染，其实只是脱水引发的结果。

时，关节囊中的脉管就会膨胀，以便从骨骼供给线获得补偿。

关节表面缺水会造成严重的损伤，直到骨骼表面全部裸露，最终生出骨关节炎。组织的损伤能够激活重塑关节机制。关节囊里的细胞能分泌激素，出现损伤（由于脱水）后，受伤的组织必须得到修复。"局部再造激素"承担着重造关节表面的任务。压力会在关节上留下劳损痕迹，"局部再造激素"能够修复劳损痕迹。

不幸的是，修复过程很可能使关节变形。为了避免变形，刚出现疼痛时，千万不能掉以轻心，应当注意日常饮水量。首先应当把这种疼痛视为局部缺水症。先增加饮水量，若干天后，疼痛若不能消失，关节反复轻轻弯曲还出现红肿，就该请专业医生检查了。

把关节疼痛和非感染性关节炎看作身体缺水的症状，只有益处没有坏处。身体也许会同时发出其他缺水信号，但是，关节是容易出现严重损害的部位。

人们很难判断自身是否处于缺水状态，这种不敏感可能会遗传给儿童。生长过快的儿童可能出现缺水症，他可能觉得关节痛，也可能有胃灼热的感觉。年轻人的缺水信号与年长者的大体相同。因此，我仍然建议用增加日常饮水量的方法治疗童稚期关节炎。

下面，大家会读到劳伦斯·马龙博士的信。马龙博士是一位经验丰富的医生和教育家，他用水治疗自己的风湿性关节炎。这说明，我们的医生同行们注意到了水在预防疾病方面的医学价值。

尊敬的F·巴特曼医学博士：

我虽然82岁了，体形却保持良好，只是觉得遗憾，因为没能早点儿聆听巴特曼博士的金玉良言，没能早点儿阅读他的大作《水是最好的药》和《腰痛》。

巴特曼博士的推理引人入胜，他的医学知识闪耀着智慧和逻辑的光芒。他的书是我书房中的宝贝。我采用他的建议治疗手上的关节炎疼痛，仅过了两周，疼痛就明显减轻。我的睡眠质量更好了，精力更充沛了，更觉得神清气爽了。现在，我用崭新的眼光看待生活。对我来说一切都变得容易了。

巴特曼博士的书符合常识，他的医疗建议切实可行。他的治病建议鞭辟入里，标本兼治，有幸读到此书的人都不会因为花钱买了这本书而后悔。

此致

敬礼

劳伦斯·马龙

科学院教育学习中心

（俄亥俄州颁发执照）

东华盛顿大街8225号

夏格林福尔斯，俄亥俄州44023

Dean for Academic Affairs   (216) 543-8977
Laurence A. Malone MD PhD.   12-18-93

The Learning Center

Global Health Solutions, Inc.,
P.O. Box 3189
Falls Church, Va.22043

Attn: The Honorable F. Batmanghelid, M.D.

Gentlemen:

      At 82 years of age I am still in fair shape and only
regret I did not have the superb advice of Dr. Batmanghelid and
that of his books "Your Body's Many Cries for Water" and "Low
Back Pain".

      Dr. Batman's reasoning is incisive, his medical knowledge
indeed sparkles with wit and brilliant logic. His books are now a
treasured possession in my library. I have used his advice for
the painful arthritis I have in my hands and back and within two
weeks, I have experienced considerable reduction of pain. I sleep
better, I have more strength, with greater coordination and relaxation.
I see life from a different point of view, where everything seems
easier for me to do.

      Dr. Batman's books are full of common sense and truthful
medical advice. His suggested treatment of disease goes to the roots,
the cause of it and anyone who is fortunate enough to read them won't
be disappointed with their purchase.

Respectfully,

Laurence A. Malone.

"A Tutorial Learning Center For College Sciences"
(Licensed By The State of Ohio)

8225 East Washington Street   Chagrin Falls,Ohio 44023

腰　痛

幸运的是，脊椎关节，也就是椎间关节及其盘状结构，与水的其他特性相关。水既储存在覆盖脊椎骨上面的软骨盘形末端，也储存在椎间盘核里。椎间关节处的水有润滑作用，椎间盘核里的水还有支撑上半身重量的作用。人体上半身重量的75%由椎间盘核中的水支撑，25%的重量由椎间盘周围的纤维组织支撑（见图8）。

借助关节结构可以看出，水不仅承载着体重的压力，也承受着肌肉运动对关节的拉力，它还是所有关节的润滑剂。压力和拉力是同一种类的力。

大部分关节之间都有断断续续的真空，水可以在真空中悄无声息地循环流动，只有在关节活动时，水才会被挤压出来。为了防止腰痛，人们就得摄入足够的水，做各种腰椎运动，在椎间盘里制造出断断续续的真空，以便吸纳水。腰椎运动可以减少背部肌肉痉挛，多数人有背部痉挛的体验。80%的背痛可以引起腰痛。要想避免腰痛，就得保持正确的姿势。背痛和水的关系是一个重要课题，我写过一本探讨这一课题的书，书名叫《怎样治疗

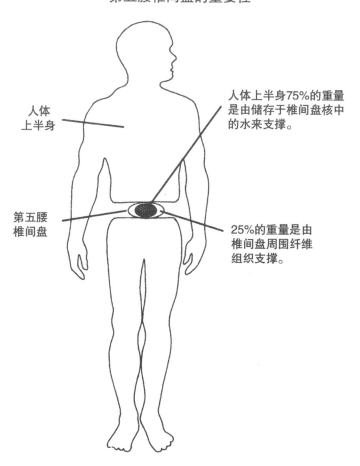

第五腰椎间盘的重要性

人体
上半身

人体上半身75%的重量
是由储存于椎间盘核中
的水来支撑。

第五腰
椎间盘

25%的重量是由
椎间盘周围纤维
组织支撑。

图 8：示意图，说明水对椎间盘核的重要性。水提供了椎间盘负重特性最基本的液压支撑。一旦发生脱水，身体的各个部分都会受到影响。椎间盘和与之相连的关节首当其冲。第五腰椎间盘有 95% 的概率会受到影响。

腰痛和风湿性关节痛》，此书配了一张光盘，标题叫"怎样应对腰痛"。

你如果背痛，尤其是坐骨神经痛，请读一读这本书或看一看光盘，你会受益匪浅。在多数情况下，只要做适当的运动，让椎间盘生出断断续续的真空，坐骨神经痛会在半小时内得到缓解。这一点在书和光盘中都有说明。

颈椎痛

错误的姿势——长时间低头写作，坐矮凳工作，连续数小时"冷冻"在电脑前工作，枕头不合适，或者用多层枕头——都会引起颈椎痛，甚至造成颈椎间盘错位。颈部运动能让颈椎间盘得到充足的液体，这一点非常重要。头的重量能把水从颈椎间盘挤出去。为了让等量的水回到颈椎间盘，必须在颈椎间盘里制造出断断续续的真空，借助真空的力量将水吸回来。只有头和颈部充分运动——向后仰，水分才能回到真空中。

颈椎间盘错位可以引起颈椎痛，如果不严重的话，病人可以缓慢地反复低头仰头，尽量向后仰，每次后仰 30 秒钟。颈部的伸展可以增加真空的吸力，使水流回颈椎间盘中。与此同时，由于颈椎间盘前端与脊椎韧带相连，这样做还可以使颈椎间盘回归到正常位置，脱离颈部的神经根。

　　还有一种简单易行的矫正办法：仰卧在床上，背部贴在床边，头向下，垂在床外。这种姿势可以利用头部重量牵引暂时不承重的颈部，使颈部向后伸展。让这种姿态保持一会儿，可以使颈部张力得到完全的缓解。这种姿态有利于在颈椎间盘里制造真空。慢慢向后仰，直到你能看见地板，然后再抬起头来，直到看见脚对面的墙。这个过程有助于在脊椎间制造断断续续的真空。真空能把水吸进颈椎间盘，并将水扩散到颈部的所有关节，使颈部运动得到润滑。

　　颈椎间盘吸纳了水后，重新恢复到自然状态，颈椎关节得到牵伸，并分离开。现在，你可以试着仰头，再低头。先转头看一侧的墙面和地板，再看另一侧的墙面和地板。患有颈椎"关节炎"或颈椎错位的人不妨试一试这个简单易行的办法，它可以改善颈椎关节的活动能力。

心绞痛

　　要想了解心绞痛，不妨读一读"胆固醇"一章。简单地说，身体缺水可以引起多种疾病，心绞痛意味着身体缺水：心脏病和肺病种类繁多，名目繁多，长期脱水是共同的病因。请大家读一读山姆·里国瑞先生和洛丽塔·约翰逊女士的信，经他们同意，这两封信被当作佐证收到此书中（见"胆固醇"一章）。里国瑞先生增加了饮水量后，心绞痛消失了。他还患有食管裂孔疝，这个病也在好转。假以时日，他的食管裂孔疝也会完全好转。请你们再读一读洛丽塔·约翰逊的信，洛丽塔·约翰逊女士90岁高龄，却童心犹在，你们会发现，对于她这样的老人，心绞痛也可以靠增加饮水量治愈，她已无需吃药了。

头 痛

根据我个人的体验，偏头痛好像也是由脱水引起的。睡觉时被子盖得太多不利于体温的调节；饮酒（宿醉）过量会引起细胞脱水，特别是脑细胞脱水；节食或过敏症能导致组胺的释放；天气炎热时身体会缺水，这些都是偏头痛的诱因。从根本上说，偏头痛似乎是体温在"热压力"下进行调节的表象。人们突然感到偏头痛，主要是因为缺水。

要想预防偏头痛，最谨慎的办法是定时定量地饮水。偏头痛一旦暴发，一系列化学反应能让身体动弹不得。此时，人们不得不用足量的水送服止痛药。足量的凉水或冰水可以在人体内部发挥作用，给身体（和大脑）降温，促使身体各部位的血液循环系统收缩，因为血管的过度扩张可能也是偏头痛的主要起因。

马维斯·巴特勒太太是澳大利亚耶稣会传教士，她在菲律宾的锡朗周游传教。她的病史很有意思。多年来，她一直患有偏头痛，犯病时常常不能起床。在锡朗时，她偶然读了我的书，于是开始增加饮水量。她写信告诉我，她现在的情况大为改善，她真想站在房顶上大喊大叫，让大家都知道。读一读她写的信吧，这是一个活生生的故事。我们不禁要问：我们怎么会对水的重要性如此无知？有些饱受缺水折磨的人甚至想到了死，怎么会到这种地步？

尊敬的F.巴特曼博士：

多年来我一直遭受头疼之苦。我请教过医生、神经科专家和脊椎指压治疗医师，花了好几百美元做脑部扫描和X光透视，但一点儿效果都没有。有时我痛得躺在床上，一连几天爬不起来，只是因为有上帝支撑着我，我才没有自杀。

什么药都无法止痛，我只能苦熬着，直到头痛自然消失。我从来没想过头疼与饮食有什么关系，唯一可循的规律是头疼总在吃过饭几个小时后出现。

有一天，一位朋友告诉我，他认为，我之所以长期头疼是因为饮水不足。我也知道自己喝水不多，但是，我以为喝加果汁的草药茶，吃很多水果，足以满足身体对液体的需求。三个星期前，我偶尔翻阅了一本杂志，一则广告跳入眼帘，那就是《水是最好的药》，我买了杂志，订购了这本书。

收到书后，我迫不及待地读了一遍又一遍，了解饮水的新概念，我明白了自己的饮水习惯是错误的，并立即纠正。没有亲身体验的人，无论如何都不会明白我有多么高兴，过去被疼痛纠缠的日子一下子变成了轻松美好的日子，想干什么就能干什么，而不是"被头痛打倒"。啊，对于这种福气，我唯有不断地感谢上帝。

经过几个月，我的身体有了足够的水，摆脱了脱水症。现在，头痛的毛病只是偶尔出现，不再是常态。我感谢上帝的关爱，引导我一步步认识到这一奇妙的真理。毫无疑问，他曾试图早点儿让我明白，但我却视而不见。我感谢您，医生，感谢您卓越的工作和持久的毅力，感谢您把这一真理传授给大众。

我在一家夜校开讲座，讲座的题目是"良好的食物和饮食习惯"。我很快修订计划，用了整整一节课讲述身体对水的需求。我利用刚学的知识，帮助许多人减轻了痛苦，让他们过上健康的生活。有个朋友告诉我，他过几天就要住院治疗胃溃疡，我请求他取消这一计划，试一试您推荐的水疗法。

他不太情愿，但还是试了。他十分惊讶地发现疼痛止住了，过了一段时间，他了解到自己的溃疡病已经痊愈，可他什么药都没吃。他十分感激。

　　请允许我再一次表达衷心的感谢，我祈祷上帝，愿上帝保佑您和您的同事，因为你们的工作是为了人类更健康地生活。

您忠实的

马维斯·巴特勒（太太）

1995 年 1 月 23 日

（本信太长，不宜全文登出）

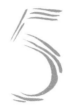

压力和抑郁

理性的人让自己适应世界；非理性的人坚持改变世界，让世界适应自己。因此，所有进步都取决于非理性的人。

——萧伯纳

面临一堆令人沮丧的情感问题时，大脑很难聚精会神地工作，这时就会出现抑郁。这种现象能使人身陷其中而不能自拔。大脑活动受到压抑的时间过长，就可能出现各种症状。人们根据病人的不同行为表象使用了不同的名称。

据说，美国大约有一千万人患有各种各样的抑郁症。正在或将会遭受轻度抑郁症困扰的人更是数不胜数。其实，抑郁是所有人在成长和进步过程中都会遇到的自然现象。经历了这种脑力消耗，人的性格才能得到发展，勇气才得以锻造。所以，怎样正确对待负面情绪是人们进步的组成部分。只要一个人能够得到关爱、照顾和同情，鼓励他朝解决内心负面情绪的方向发展，多数抑郁只是一种为时较短的现象。

抑郁与恐惧、焦虑以及愤怒有关。不幸的是，有些人不能很好地化解这些情绪。寻求专业人士帮助时，医生给了他们某种药物。当初人们用化学药物治疗抑郁症时，药的副作用比较轻。现在的药物却有很强的效力，有时甚至很危险。有些药物能剥夺服药者对自己情绪的感知力。对于特别脆弱的人，有些药物会摧毁他的同情心，让他全盘否定自己。这样的人很容易产生自杀倾向和杀人倾向，或者与社会格格不入。

我要在本章解释一下，为什么有关压抑和抑郁的生理学有很大的局限性。我主张用提高头脑效力的方法治疗极度的情绪压抑和抑郁症。抑郁症是情绪压抑的外在表象，我推荐给读者的方法是我本人用过的方法，也是我在别人那里见过的方法，它是很有效力的。

有些病症——恐惧、焦虑、不安全感、持久的情绪问题和婚姻问题——与"社会压力"有关。抑郁症是供水不足的结果，它会影响大脑组织对水的需求。大脑使用电能，而电能是由水力能量泵 (water drive of the energy-generating pumps) 提供的。得了脱水症，大脑生成的能量就会减少。大脑的许多功能有赖于能量，能量少了，大脑的效率就会下降。我们发现了这种不足，称之为"抑郁"。脱水引起的"抑郁状态"可以导致"慢性疲劳综合征"。许多与压力有关的晚期病理问题都被贴上了这种标签。

只要明白人在压力之下有什么表现，我们就不难理解慢性疲劳综合征。在任何情况下，只要对脱水和新陈代谢并发症做出矫正，慢性疲劳综合征就会得到改善，其效果往往出人意料。下面，我将讨论一下病理问题和可能出现的新陈代谢问题，它们可能会过度消耗身体的储备，慢性疲劳综合征的根本问题大概就在这里。

脱水与早期沉默补偿机制

身体脱水时会出现生理变化，这种变化与面临压力时的生理变化没什么两样。脱水相当于压力，压力一旦出现，身体就得调动自身储备的基本物质。这一过程会"吸干"储存在体内的水。于是，脱水造成了压力，压力反过来加重了脱水。

在压力状态下，一部分激素会发挥作用。身体认为出现了危机，就会行动起来，做出"战斗或逃跑"的反应。身体识别不了人类社会角色的转变，它只对压力做出估量，包括工作压力，然后做出"战斗或逃跑"的姿态。身体能分泌几种强效激素，保持"一触即发"的状态，直到压力解除。主要激素有：内啡肽、可的

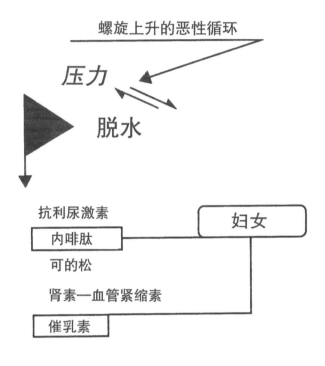

图 9：示意图，在压力（紧张）持续螺旋上升或慢性脱水症中激素的分泌情况。

松释放因子、催乳素、后叶加压素和肾素－血管紧缩素。

内啡肽、可的松、催乳素、后叶加压素

内啡肽能帮助身体忍受痛苦和伤害，直到危险消除。内啡肽提高了疼痛的门槛，减轻疼痛感。伤害较轻时，身体在内啡肽的"保护伞"下可以继续工作。妇女在分娩和来月经时，这种很容易起作用。总的说来，她们忍受疼痛和压力的能力较强。

可的松可以重新调动体内储备的能量和原料。脂肪分解成脂肪酸，转化成能量。一部分蛋白质再次分解成氨基酸，形成更多神经传递素，肌肉运动能消耗新的蛋白质和部分氨基酸。在怀孕期和哺乳期，可的松及其"同盟者"负责统一调动体内的原料，以便完成哺育后代的任务。如果可的松活动的时间过长，体内的一部分氨基酸储备很快就会消耗殆尽。

在可的松的作用下，身体会"消耗自身的能量"。可的松的作用是，在紧急情况下为生产最基本的蛋白质和神经传递素提供急需的原料——帮助身体"渡过难关"，而不是连续不断地分解原料，维护整个身体结构的运转。如果"外在压力"经久不退，它就会对身体造成损害。

催乳素可以确保母亲在哺乳期内持续不断地分泌乳汁。所有

生物都是如此。即使身体出现脱水，或出现了可能引起脱水的外界压力，催乳素也会使乳腺细胞充盈，不断生产乳汁。催乳素的作用是让乳腺细胞不断分泌乳汁，增加产量。

需要记住的是，我们强调乳汁中固体物质的重要性，但其中的水分对婴儿的发育也至关重要。在细胞分裂出的子细胞中，75% 以上是水。总之，发育有赖于水。"水"到达某个部位，该部位的细胞才能获得溶解在水中的物质。胎盘也能制造催乳素，将它储存在环绕婴儿的羊水中。简而言之，激素有"催乳"作用，它促使乳腺和导管的生长。生长激素与催乳素的作用很相似，活动方式也很相似，但催乳素主要在繁殖器官里起作用。

用老鼠做实验表明，催乳素过量会引起乳房肿瘤。1987 年，我在国际癌症研究者邀请会上做了来宾发言，我对研究人员们说，慢性脱水是诱发肿瘤的根本原因。压力、与年龄有关的慢性脱水、持续分泌的催乳素，与乳房腺体组织的癌变有关系，这种关系不容忽视。调整妇女的日常饮水量，尤其是在她们承受日常生活压力时，至少是一种预防措施，它可以防范适龄妇女因压力过大而导致乳房癌。在易感男性群体中，调整饮水量可防范前列腺癌。

后叶加压素 (Vasopression) 可能调节细胞的进水量。后叶加压素还能刺激毛细血管，使它收缩。正如它的名字所示（译者注：vaso 是"血管"的意思，pression 是"压力"的意思），后叶加压素可以引起血管收缩。后叶加压素产生于垂体腺，分泌到循环系统中。虽然它可以使血管收缩，但是，一部分重要细胞有接纳这种激素的受点（受体）。细胞依照其重要性分为不同等级，有些细胞的受体似乎较多。

细胞膜——即细胞保护层——由两层组成。水有黏合性，音叉状的固体碳水化合物"团块"被水黏合在一起（见图 14）。两层膜之间有一条通道，酶可以从中穿行，酶可以有选择地聚在一起，发生反应，在细胞内部产生预定的行动。这条水道有点儿像护城河或"环城公路"，但里面充满了水，所有物质都在水中流动。

当所有空间都水量充足时，护城河就满了，水就会抵达细胞内部。有时候，水流入细胞的速度不够快，细胞的功能就会受到影响。为了预防这种灾难，自然之母设计了一种了不起的机制，她在细胞膜上加了一个滤水器。当后叶加压素到达细胞膜，并消融在受体时，受体就会变成"莲状喷头"，只有水才能穿过喷头的孔眼。

重要细胞会大量制造后叶加压素受体。后叶加压素调节和分配水的激素，身体处于脱水状态时，它按照轻重缓急调节和分配水。神经细胞具有优先权，与其他组织的细胞相比，它生产的后叶加压素受体较多。它们必须保持神经系统的水路畅通。后叶加压素还有一个特点，为了确保水通过微孔（一个微孔每次只允许一个水分子通过），它能使血管收缩，给局部流体加压。

神经传导后叶加压素——通常叫作激素——具有高压特征，水能通过细胞膜，自由、直接地进入细胞。只有水流不足时，身体才需要发挥神经传递后叶加压素的过滤作用。图 10 解释了这一机制。要想详细了解细胞膜，请阅读"胆固醇"一章。

酒　精

酒精能抑制垂体腺分泌后叶加压素，缺少后叶加压素的循环系统会引发一般性脱水症——包括脑细胞脱水症。在"敏感的脑细胞"里，比较轻微、容易调整的脱水会变成严重的旱灾。为了应对这种"压力"，就得分泌多种激素，包括能使人上瘾的内啡肽。

因此，长期饮酒会刺激巴特曼体内的内啡肽分泌，使人上瘾，进而造成内啡肽分泌过量。由于分娩和月经，妇女的内啡肽分泌量天生就比较多，因此，她们比男人更容易饮酒成瘾。妇女连饮三年酒就会出现酒精依赖症，男人成为强迫饮酒症患者则需要七年时间。

图 10 和图 11 表示，慢性脱水症日趋严重时，哪些因素会造成慢性疲劳综合征。经常用含有咖啡因或酒精的饮料替代水，可

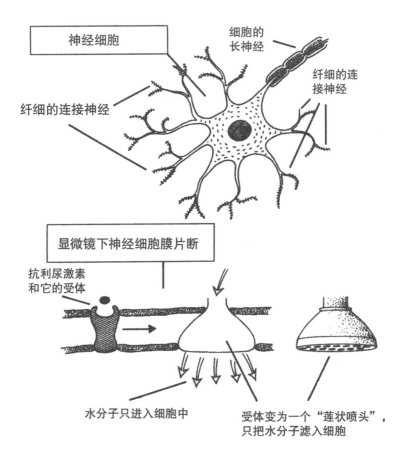

通过细胞膜进入的水过滤过程

神经细胞

细胞的
长神经

纤细的连
接神经

纤细的连接神经

显微镜下神经细胞膜片断

抗利尿激素
和它的受体

水分子只进入细胞中

受体变为一个"莲状喷头",
只把水分子滤入细胞

图10：神经细胞示意图，神经细胞双层细胞膜转变为"莲状喷头"的抗利尿激素受体，允许从血清中过滤出来的水分进入有受体的细胞。抗利尿激素也造成血管收缩，这就给血液造成挤压，为水过滤制造压力——反渗透。

神经内的传导系统

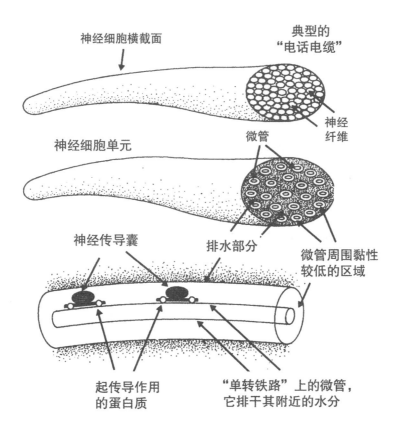

神经细胞横截面

典型的
"电话电缆"

神经
纤维

神经细胞单元

微管

神经传导囊

排水部分

微管周围黏性
较低的区域

起传导作用
的蛋白质

"单转铁路"上的微管，
它排干其附近的水分

图 11：示意图，在"单转铁路"结构形式下建立起来的微支流系统，在黏性较低区域的"流动"传导机制，这被称之为微管——尤其是在神经两侧。

能出现慢性疲劳综合征。后叶加压素的作用是保持神经系统的水路充盈，神经系统处于脱水状态时，人们做事的动力和意愿会大为减少。

习惯性饮酒，习惯性饮用含咖啡因的饮料，会造成严重脱水。当身体向神经系统的水路紧急调水时，神经周围的血液循环会加速，覆盖神经的细胞内层会释放组胺，在一定条件下，会引起"炎症"，而后伤及周边的神经内层——细胞受损的速度大于修复的速度。各种神经紊乱是局部病变的表象，包括多发性硬化症（MS）。现在人们已经知道怎样预防和治疗这种疾病。我见过这种病发作。请大家参阅约翰·库纳的信。

肾素—血管紧缩素系统

肾素－血管紧缩素（RA）系统的活动（见图12）是一种附属机制，附属于大脑组胺的活动。人们发现，肾脏的RA系统也很活跃。体内的液体减少时，就会激活这一系统，其目的是保存水分，与此同时吸纳较多的盐。如果体内的水和钠消耗过度，RA系统就会非常活跃。

RA系统能使毛细血管床和动脉系统收缩，直到体内的水和钠达到预定水平，其目的是使循环系统不"松弛"，没有多余的

肾素—血管紧缩素活动

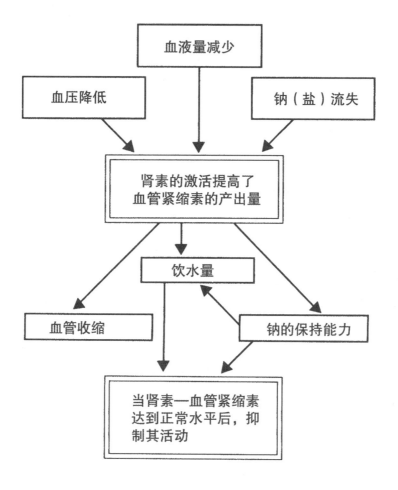

图12：一系列抑或刺激，抑或抑制肾素－血管紧缩素产出量的生理活动的示意图。

空间。这种收缩是可以测量的，我们就称之为（高）血压。你觉得 200 毫米汞柱很高了吧？我见过一个从未有高血压病史的男子，他的血压达到了 300 毫米汞柱。300 毫米汞柱！当时他遭到逮捕，被送进关押政治犯的伊朗监狱，即将被枪毙。

有了压力，血管就会收缩，这个道理简单易懂。身体是由高度统一、极为复杂的许多系统构成的。压力一出现，水就会分解体内的储备物，比如，蛋白质、淀粉（肝糖）和脂肪。为了补偿失去的水分，挤压系统，RA 系统就会配合后叶加压素和其他激素一起发挥作用。肾脏是 RA 系统活动的主要部位。

肾脏的功能是泌尿，排出多余的水、钾、钠和废物。泌尿必须有足够的水，只有水量充足，肾脏才能正常工作。但是，肾脏的功能不能总是发挥到极致，否则会造成损伤。

RA 系统是储备液体的关键机制，也是组胺活动的附属机制。组胺的活动使人产生饮水的需求。RA 系统控制着脉管床，调节着循环系统的液体流量，脉管床里的盐和水较多时，它的活力会降低。在肾脏中，RA 系统可以感觉到液体的流动和尿液的过滤压力。如果泌尿和过滤压力不足，RA 系统就会对这一部位的血管加压。

只要肾脏遭到损伤，泌尿不足，RA 系统就会活跃起来。它能刺激巴特曼盐分的吸收，增大水的需求。肾脏损伤可能是长期脱水和盐分消耗引起的。长期脱水和盐分消耗首先激活 RA 系统。

但是，我们一直没有认识到动脉收缩（原发性高血压）的意义，它是液体流失的表象。现在我们才发现，在某些肾脏损伤（包括换肾）病例中，体内液体的不平衡和不充分可能是肾脏受损的首要原因。RA 系统的开关一旦打开，它就会加速工作，直到天然闭合系统将它关上。水和一部分盐——水排在前，盐排在后——是天然闭合系统的组成部分，天然闭合系统关上后，血压才会达到正常值。

唾液腺似乎有能力感受身体是否缺盐。当身体缺钠时，唾液腺就会分泌一种叫作激肽的物质。激肽可以促进血液循环，增加唾液腺里的唾液。增加唾液（唾液太多可以流出口腔）有两个目的：第一，在身体脱水时，它能润滑口腔中的食物；第二，大量含碱唾液有助于食物的分解，也有助于排泄。身体是完整的大系统，唾液腺中的激肽能激活 RA 系统，进而影响到身体的所有部位。

因此，身体缺钠（盐）（它能导致细胞外的水分严重不足）会引发一系列症状，最终导致原发性高血压和慢性疼痛。一方面是唾液激肽与钠的消耗（钠消耗造成水分的流失，即使身体已经处于脱水状态），一方面是丰富的唾液分泌，二者在人体中形成一对天然的矛盾。这表明把"口干"视为身体缺水的唯一表象是一个严重的错误。由于这么简单的错误，医学实践和科学研究大大偏离了正确的轨迹。我们不得不回顾和修正以前的观念。但愿人们不要因为"顾惜面子"而阻碍进步！

如果我们用茶、咖啡和可乐代替水，会出现什么情况？咖啡和茶叶含有天然刺激物，主要是咖啡因，还有少量茶碱。它们都能刺激巴特曼中枢神经系统，与此同时，它们也是脱水因子，因为它们对肾脏有强烈的利尿作用。一杯咖啡大约含有８５毫克咖啡因，一杯茶大约含有５０毫克咖啡因。一杯可乐饮料大约含有５０毫克咖啡因，一部分咖啡因是人为加入的，目的是萃取可乐坚果中的活性物。

这些中枢神经刺激巴特曼物能够释放三磷酸腺苷（ATP）储备池中的能量，把 ATP 转化成细胞内的环状 AMP（一磷酸腺苷，环腺苷酸）——AMP 达到一定程度就会成为强抑制剂。它们把储备在细胞里的钙释放出来。因此，咖啡因有释放体内能量的作用。我们都了解咖啡因的最终作用；我们还应该搞清楚，当身体不想为某种行动释放能量时，咖啡因有什么反作用。体内能量储备较少时，部分激素和传递素的活动就不会受到什么限制。在能量储备降到较低水平前，咖啡因有逆向作用。可乐饮料的作用与它完全相同。

有时，咖啡因的作用符合人们的需求，但是用咖啡因饮料长期替代水，就会使身体丧失制造水电能的能力。过量的咖啡因还会消耗大脑和身体中的 ATP 储备量——这可能是青少年注意力不集中的原因之一。这一代人大量饮用可乐，成年后会因咖啡因过量患上慢性疲劳综合征。摄入过量咖啡因终归会使心肌因过度刺激而疲劳。

最近有实验表明，咖啡因会抑制一种非常重要的酶——PDA（磷酸二酯酶），这种酶参与学习和记忆。有些实验报告说，咖啡因会削弱受试动物的想象力、记忆力和学习能力。

现在大家明白了，为什么患有阿尔茨海默病的人和学习能力迟缓的儿童只宜喝水，不宜喝别的饮料。一定要喝不含咖啡因的饮料。

下面让我把本章中的内容和两个不同但相关的问题联系在一起：高血压和胆固醇，两者都会导致心脏出现问题。

脱水引发的运行机制，与上文提到的压力调节机制是相同的，都会引起血管收缩。也就是说，为了适应干旱，后叶加压素和 RA 系统都要发挥作用。它们关闭了脉管床上部分毛细血管的开口，对另一部分毛细血管施加压力，迫使水分穿越细胞膜，进入"重要器官"的细胞中。千万不要忘记：脱水是施加在人体上的最大"压力"，也是所有生物的最大"压力"。

尊敬的F.巴特曼医生：

我是个多发性硬化症（MS）患者。四星期以来，我一直在利用人类健康史上最伟大的发明（每天喝两夸脱水，不喝含咖啡因的饮料，只加一点儿盐做调味）。我可以明确地宣布，我为这一难以置信的结果感到兴奋。多年来，我的腿一直遭受着严重肿胀的折磨。但两星期内肿胀就消失了90%。

身为多发性硬化症患者，能够摆脱咖啡因和血糖的忽高忽低，我深感庆幸。我现在一天到晚精力充沛，再也没有饮用咖啡因的兴奋感和事后的疲劳感。以前，我一直被拴在忽高忽低的过山车上，白天感到精疲神劳，而且越来越严重。现在我摆脱了这一恶性循环。我还注意到我冷静多了，不再焦虑，工作效率更高了。而且，我比以前更达观，更愿意关心他人，更关心身体的节律，以前我只能借助咖啡因的化学效果伪装自己。

您的发现使我恢复了大部分活力。

忠实的

约翰·库纳

一号大街

1488 信箱

尼科尔森，宾夕法尼亚州 18446

1995 年 10 月 20 日

附言：我非常乐意向每个有兴趣的人讲述我的感觉。

October 20, 1995

Dr. F. Batmanghelidj
Global Health Solutions Inc.
P.O. Box 3189
Fairfax, VA 22043

Dear Dr. Batmanghelidj:

I am a person with M.S. I have been using the greatest health discovery in history program (drink 2qts. of water daily, no caffeine and adding some salt as seasoning) for four weeks. I can confidently state that I am thrilled with the incredible results. Previously, I had been plagued by bad swelling of my legs for years. Within two weeks the swelling had gone down 90 percent.

As an M.S. client, I am also grateful to be free of my caffeine and sugar roller coaster that I was on. I am excited about my increased and consistent energy which lasts all day and into the evening. I am without the downside of exhaustion which followed the caffeine bursts. I was chained to that roller coaster which only made my fatigue spells during the day so much more severe. Now that I am free from that cycle, I also notice that I am calmer, less anxious and more productive. Also, I am more optimistic about things in general, more able to give of myself to others and more attentive to the natural rhythms of my body that I previously masked chemically by caffeine.

Truly your discovery has given me back a large portion of my life.

Sincerely,

John Kuna
RD1
Box 1488
Nicholson, Pa. 18446

P.S   I would be more than happy to speak with anyone who has an interest in what I have found out.

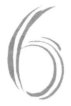

高血压

医生们认为只要告诉你得了什么病，就算为你服务了。

——依曼努尔·康德

高血压（原发性高血压）是身体因为水量不足而进行自我调整的结果。

身体根据血液流量和组织需求的变化，打开或关闭不同的血管。当全身的液体流量减少时，主要血管的孔径就会收缩（关闭内腔），否则，就没有足够的液体填充腔内的空间。如果血管不能根据"水量"调节和收放，气体就会挤占空间，将血液分离开，形成"气栓"。血管根据液体流量调节内腔的大小，这符合流体力学的原理，这是一种最高级的设计，人体的血液循环就是根据这一原理进行的。

血液循环经常出现分流。我们吃饭时，大部分血液流向肠道，其他部位的一部分毛细血管会关闭。吃饭的时候，肠胃的毛细血管打开得比较多，肌肉系统的毛细血管打开得比较少。只有急需循环系统支持的毛细血管才会完全打开，以便让血液通过。也就是说，脉管床在特定时间内对血液的控制力决定了血液的流向和流速。

这是一个自然天成的过程，旨在优先处理重要的事情，同时不让身体负载过多的液体。消化工作结束后，肠胃不再需要较多血液，其他部位的循环系统就会轻而易举地打开。有一个常见的、间接的例证，吃过饭后我们不太喜欢动弹，过一会儿才想动。总之，身体有一种确定孰先孰后的机制，它可以判断轻重缓急，决定先把血液送到哪个部位，让哪些毛细血管打开，让哪些毛细血管关闭。这个顺序是根据功能的重要性预先确定的。在血液分配上，大脑、肺、肝、肾和腺体优先于肌肉、骨骼和皮肤——除非给系统设定不同的排列顺序。如果身体的某一部位持续要求增加供血量，比如，经常性的健身活动、肌肉的锻炼，供血的顺序才会发生变化。

缺水：高血压的潜在危险

当饮水量不能满足身体的需求时，一部分细胞会脱水，让水分进入血液循环系统。某些部位的毛细血管床被迫关闭，以便调整储量和流速。当身体缺水或出现旱灾时，细胞内66%的水分被吸纳到血液循环系统中。细胞外26%的水分被吸纳到血液循环系统中，8%的水分是从血液中吸纳的（见图13）。只有关闭血管内腔，才能减少血液中水分的流失，别无选择。不活跃部位的毛细血管会首先关闭。如果所有毛细血管都打开，身体就无法保持平衡。水量不足，要么从体外补充，要么从体内其他部位攫取！

血流量是由全身毛细血管床的活跃程度决定的。肌肉越发达，毛细血管就越开放，它占有的血液储备就越多。道理就在这里。对高血压患者来说，体育锻炼是生理调节的重要组成部分。这只是高血压生理特征的一个方面。毛细血管床必须保持开放，才不会阻碍血液的循环。如果毛细血管床处于闭合状态，就会阻碍血液的循环，只有增加血液循环的压力才能保障液体在系统中畅通无阻。

毛细血管床有选择地关闭，就是因为身体缺水。此外还有一

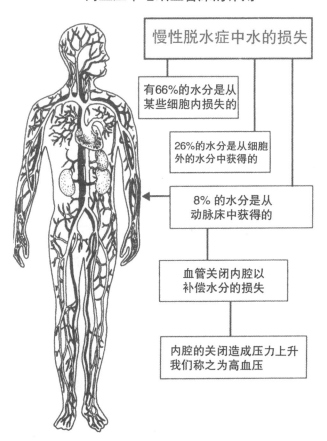

高血压中毛细血管床的作用

慢性脱水症中水的损失

有66%的水分是从某些细胞内损失的

26%的水分是从细胞外的水分中获得的

8% 的水分是从动脉床中获得的

血管关闭内腔以补偿水分的损失

内腔的关闭造成压力上升我们称之为高血压

图13：全身的动脉系统为了适应血液量的损失，有选择地关闭了某些内腔。血液量损失的一个主要原因是身体水分的损失，或者缺水探测机制不敏感造成的水供应量不足。

个原因，我们喝的水最终都得进入细胞，水在内部调节细胞的容量，盐在外部调节细胞的容量，细胞外是一片汪洋大海。人体中有一种微妙的平衡机制，它以细胞含水量的变动为代价来保证血液的构成。身体缺水时，一部分细胞不得不放弃常规需求，另一部分细胞会根据预定的配比得到水分，维持其功能（前面讲过，水经过细胞膜过滤后才能进入细胞）。但是，血液必须维持其成分的稳定。唯有如此，各种元素才能到达重要的中心区域。

正是在这一点上，"溶质模式"出了错，解决不了全部问题。"该模式把身体功能的评价体系建立在血液的固体物质上，没有认识到某些部位缺水可以致病。所有血液检测都很正常，但是，心脏和大脑的毛细血管却可能是关闭的，这些器官的一部分细胞逐渐脱水，随着时间的迁延越来越严重，直至坏损。大家读了"胆固醇"一章后，就会明白这个道理。

当我们丧失了渴感（也就是意识不到脱水信号），饮水量少于日常需求，一部分血管床会自行关闭，以保证其他血管充盈。问题是，这种现象能持续多久？答案是：很久，直到身染重病，濒临死亡。除非我们明智地改变认知模式，不论是专业人士还是普通大众，全都认识到这些问题与水的新陈代谢紊乱有关，与各种缺水信号有关，否则，慢性脱水症会继续危害我们的身体和社会。

治疗原发性高血压，我们首先应当采用增加日常饮水量的方法。目前的治疗方法是错误的，可谓不折不扣的科学谬误。身体要保持水量，我们却对大自然的造化说："不，你不懂——你必须用利尿剂，把水排出来！"如果我们的饮水量不足，身体要想得到水，唯一的办法就是保留体内的盐（钠），这就把 RA 系统牵扯进来。只有留住盐，水才能够待在细胞外的空间里。在这一空间里，水通过莲状喷头的生产机制，被逼入拥有"优先权"的一部分细胞中。因此，保住体内的盐分是保留水分的最后一招，目的是让"莲状喷头"的过滤装置发挥作用。

人体对钠的存量非常敏感。把这种敏感性视为高血压的病因是不准确的，这一错误的根源在于对人体的调水机制不了解。患者服用利尿剂，排出了钠，就会更缺水，达到"口干"的程度后，就必须补充水。利尿剂会增加体内缺水管理机制的负担。它不能治愈高血压，反而让身体更加坚定地吸收盐和水。但是，不论吸纳多少水和盐都解决不了问题。过一段时期后，利尿剂的药效就不够了，必须给病人增加其他药物。

诊断高血压时还有一个检测问题。血压与焦虑有关，一个人在体检时若担心查出高血压而感到焦虑，血压就会受到影响。仪器上的数据就不能反映真实、自然、正常的血压。一个没有经验的、匆忙粗心的医生可能担心被病人起诉，忽视了认真的分析和判断，认定病人有高血压，其实这个人只不过有短暂的"就诊焦虑"，这种焦虑导致仪器上的数据偏高。还有一个很重要但常被忽视的问题，读取血压的正确方法是，让橡皮囊袖带充分膨胀，超过收缩压的数据，然后再放掉空气，直到听到脉搏的跳动。

每条大动脉（可能还包括小动脉）都伴随着一条神经，它可以监测血管里的血流量。橡皮囊袖带里注满了空气，随着气压的释放，阻断的动脉血管才会打开。

袖带的压力降低后，可以读到脉搏跳动的数据，高血压的误诊是不可避免的。不幸的是，高血压的测量是随机的（以舒张压为依据）。在这个好打官司的社会里，微小的诊断误差都可能给某人贴上高血压的标签。于是，就会出现一场"玩笑"。

水就是最好的天然利尿剂。只要高血压患者排尿充分，就应该增加饮水量，不需要什么利尿剂。如果长期的"高血压脱水症"已经引发了心脏病综合征，就得逐渐增加饮水量，以免病人体内积水过多，排不出去。

在这些病人身上，钠的保存机制是必不可少的。饮水量逐渐增加后，排尿量也会相应增加，水肿液（肿胀）——即充满有毒物质的水肿——会被冲洗出去，心脏就能康复。

下面几封信都经过写信人的同意，他们希望与本书的读者共享愉快的体验。

尊敬的巴特曼医生：

我又订购了一本您写的关于水的书，第一本我送给了儿子。我逢人便谈您那本书和我的经历，或许您有兴趣听一听。

我的大儿子查尔斯 58 岁了，他与我住在一起，不仅耳聋，而且患有孤独症。我每周带他去残疾人诊所三到四次。医生给他量血压，告诉我他应该继续服药——他的高压是 140~160，低压是 100~104。我当时刚刚读了您的书，我跟医生说让我试验两星期。他勉强答应了，但是警告我说这很危险。

我把查尔斯留在家中，定时定量地给他喝水，加了一点儿镁和钾。

两个星期后，护士给他测血压，血压是 106/80，她说："医生马上就到。"医生显然不相信她的话，他亲自来检查，不得不承认这是事实。他没有问我都做了什么，我也就没有告诉他关于喝水的事。如果血压能保持现在这种水平，我会告诉他的。

我没有什么特殊的病，也开始定时定量喝水，但十天后我发现，以前我快速摇头时会感到头晕，现在这个毛病消失了。以前我不能平躺在床上，必须垫好几个枕头。现在好多了，一个月里我只犯过一次病。可我已经是 82 岁半的老人！

感谢您的工作，我们非常需要您的建议。希望您健康，精力充沛。

马贾瑞·拉姆塞

1993 年 11 月 22 日

　　查尔斯的妈妈让儿子的血压恢复了正常。如果你注意到她的医生全然不感兴趣，你就会明白，我们面临着一场保健危机，而解决危机的办法就在我们自己手中！

　　迈克尔·派克曾经是简明医疗基金会的管理人员。这个基金会是一家医学研究（思想库）机构，在全国推行科学教育和公众教育，介绍水的新陈代谢和认知模式的转变。派克先生简单地介绍了自己从小患有的疾病。谁会想到这么多种貌似无关的疾病竟然与饮水量很有关系？仅仅简单地调整了一下日常饮水量，它们就烟消云散了！派克先生的疾病问题解决得好极了，他的妻子也采用了这种"治疗仪式"。

亲爱的巴特曼医生：

这封信旨在证明水的好处。水是调节日常饮食、保证身体健康的重要组成部分。我遵照您的建议将近五年，理所当然地认为饮水具有积极的疗效。

我采用您的疗法前，体重超标，血压高，还患有哮喘和过敏症。我从小就有这些病。我一直都在接受药物治疗。现在，我已经控制住了体重和血压（体重减了30磅，血压降了10毫米汞柱）。您的治疗方法减少了我的哮喘和过敏的频率，其实它们基本上不存在了。另外，我还另有收益，我患感冒和流感的次数少了，即便患了感冒和流感，病症也轻得多。

我向妻子推荐了这个方法。四年来她也一直在吃降压药，通过增加饮水量，她最近也甩掉了药瓶子。

再次感谢您的治疗方法。

迈克尔·派克

1992 年 3 月 25 日

MICRO INVESTMENTS, INC.

Dr. F. Batmanghelidj   25 March 1992
Foundation For The Simple In Medicine
2146 Kings Garden Way
Falls Church, Va. 22043

Dear Fereydoon,

This letter is a testimony to the merits of water as an essential part of the daily dietary requirements for good health. I have been following your recommendations for nearly five years, and have found myself taking for granted the positive effects of water intake.

When I first started on the program I was overweight, with high blood pressure and suffering from asthma and allergies, which I have had since a small child. I had been receiving treatment for these conditions. Today, I have my weight and blood pressure under control (weight loss of approximately 30 pounds and a 10 point drop in blood pressure). The program reduced the frequency of asthma and allergy related problems, to the point of practical nonexistence. Additionally, there were other benefits, I experienced fewer colds and flus, and generally with less severity.

I introduced this program to my wife, who had been on blood pressure medication for the past four years, and through increased water intake has recently been able to eliminate her medication.

Thanks again for your program,

Michael Peck

987 Crystal Creek Drive   Austin, Texas 78746   Tel./Fax (512)

迈克尔·帕图瑞斯是扶轮社的成员。几年前我应邀到他所在的俱乐部办讲座，他头一次了解我的工作。有一天我们一起吃午饭，我详细告诉他，高血压和肥胖症是慢性脱水引起的。他接受了我的建议，开始增加日常饮水量，还说服他太太也这样做。请注意，两封信全都提到了增加饮水量对减轻哮喘和过敏症的效用。

瓦特·伯迈斯特中校也发现水有降压作用。他同意将自己的信公之于众。大家会读到，他摆脱了药物，让自己刺激巴特曼体内的天然机制调整血压。

既然水是天然的利尿剂，为什么有些博雅的聪明之士却坚持用化学药物排出肾里的水分？我认为，这是疏忽大意造成的。这种处置方法必然会损害肾脏，最终损害心脏，应当弃而不用。

我的同行仍然在使用利尿剂治疗高血压，他们很可能会因疏忽和茫然遭到病人的起诉。本书提供的信息足以让患者看清，用利尿剂治疗"高血压"是一种愚蠢的办法，只会给他们的身体带来伤害。1995年2月吸烟者们联合起来起诉烟草工业，这个案例应当让医学界引以为鉴。

尊敬的F.巴特曼博士：

您帮助我和我太太了解了水对健康的意义，我再次向您表示感谢。

我们明显感到增加饮水量非常有助于减肥。多年来，医生一直督促我们减肥。我的体重大约减了45磅，血压也随之降了下来，现在我无需吃药维持血压。我太太的体重降下来后，多年的背痛也大为缓解。另外，她相信随着体重的减轻，过敏症带来的不适和麻烦也少多了。

致

良好祝愿

忠实的

E.迈克尔·帕图瑞斯

1992 年 2 月 20 日

E. MICHAEL PATURIS

E. MICHAEL PATURIS

February 20, 1992

LEE STREET SQUARE
431 N. LEE STREET
OLD TOWN
ALEXANDRIA, VIRGINIA 22314
(703) ●●●●●●●●

F. Batmanghelidj, M.D.
Foundation For The Simple
 In Medicine
2146 Kings Garden Way
Falls Church, Virginia 22043

Dear Dr. Batmanghelidj:

I again wish to thank you for your kindness in
helping my wife and me to better appreciate the importance
of water to our health.

We feel the conscious increase in our water consumption
contributed greatly to our weight loss -- a weight loss
which had been urged upon both of us by our respective
physicians for years. My loss of approximately forty-five
(45) pounds has resulted in such a lowering of my blood
pressure that I am no longer taking medicine for my blood
pressure. My wife's weight loss has alleviated the dis-
comfort she has experienced for years with her back. In
addition, she believes the weight loss has reduced her
discomfort and problems with her allergies.

With best wishes, I remain

Sincerely,

E. Michael Paturis

EMP:map

尊敬的F.巴特曼博士:

1994年5月24日我给您写了一封信,您还来过一次电话,而后我就忙于搬家,我现在的地址是:LTC Walter F. Burmeister, 118 Casitas del Este, El Paso,Texas 79935。

哦,有件事非常重要,我能够证明自来水对降低血压非常有效。从1994年4月初起,我就遵照您的建议,每天用8盎司的水杯喝至少8杯水,有时还要多些,大约过了三个月,我就不再服用利尿剂和钙阻断剂了。以前我的血压一直靠药物维持,现在逐渐降了下来,以前的收缩压平均为150~160,舒张压为95~98,现在不靠药物,收缩压为130~135,舒张压为75~80。真叫人惊奇。

我太太在家给我量血压,每次记下两三个数据。记录显示,有几次高压低于120,低压低于75,只有一次高压达到140,低压达到90。但是,上述平均值一直占多数。

除了维生素和矿物质,不吃药只喝自来水、外加一点儿盐的疗法,使我的身体大获解脱。我深信不疑,您确实掌握了革命性的、神奇的用药理念。

您即将出版一本书,需要一些水疗法的实例,我愿写下我的体验,以此作为对您的报答。

致敬

瓦特·F.伯麦斯特

美国陆军退伍中校

118 Casitas del Este Pl

El Paso,Texas 79935

电话:1-915-590-7545

1994年8月3日

3 August 1994

Dr. Fereydoon Batmanghelidj
Foundation For the Simple in Medicine
2146 Kings Garden Way
Falls Church, Virginia 22043

Dear Dr. Batmanghelidj:

Since my 24 May 1994 letter, and your consequent telephone call, a
physical change of address has absorbed my time. The new address is
LTC Walter F. Burmeister, 118 Casitas del Este, El Paso, Texas 79935.

Albeit, much more important than these facts, I am in a position to
verify how tap water effectively lowers hypertension. Starting in
early April 1994, leaving years of diuretics and calcium-blockers
behind, in accordance with your recommendation, for approximately
3 months I drank a minimum of eight 8-ounce glasses of tap water;
occasionally more. The blood pressure, heretofore contained by drugs,
gradually dropped from an average around 150-160 systolic/over
95-98 diastolic to an amazing, drug free, 130-135 systolic/over
75-80 diastolic fluctuating average.

My wife makes these measurements at home; each time taking two or
three readings. The record shows several lows of 120s. over 75d. and
a rare high of 140s. over 90d. However, the average range, as stated
above, uniformly dominates.

In addition to vitamins and minerals, this drug-free approach, based
essentially on tap water and a pinch of salt, has relaxed my system
and justifies the confidence that you hold the handles of a truly
revolutionary and marvelous medical concept.

Since you are about to publish a book with applicable testimonies
of the Hydration System, my personal experience is gratefully offered
as a way of saying thank you.

Respectfully yours,

Walter F. Burmeister
Lt. Col. AUS RET

118 Casitas del Este Pl.
El Paso, Texas 79935

Tel: 1-915-590-7545

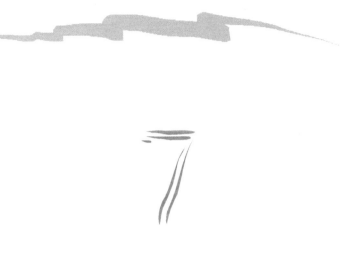

高血胆固醇

关心病人的秘诀在于关心具体的病人。

——威廉·奥斯勒爵士

高血胆固醇意味着细胞的防御机制开始发挥作用，它在抵制血液的渗透力，这种力量能把水吸到细胞膜以外，或者说，浓缩的血液不能释放足量的水，水无法渗透到细胞膜里去，进而，细胞无法维持正常的工作。胆固醇是一种天然的"土块"，它们被填入细胞膜之间的缝隙后，水就无法穿过细胞壁（见图14）。大量制造胆固醇，并让它们沉积在细胞膜中，是一个自然过程，目的是保护活细胞免受脱水的威胁。在有（细胞）核的活细胞中，胆固醇可以调节细胞膜的透水性。在无核的活细胞中，脂肪酸可以制造细胞膜，有了脂肪酸，细胞膜才能抵御脱水和干旱。在细膜中制造胆固醇是细胞生命体系的组成部分。胆固醇是不可或缺的物质。胆固醇太多意味着身体缺水。

在正常情况下，水有黏合作用，它不断地、及时地把碳水化合物"团块"黏在一起，虽然黏在一起的时间很短。如果细胞膜脱水，水的黏性就会消失。水把细胞膜的固态结构黏在一起，与此同时，顺着缝隙流进细胞里。

图 14 是一张对比图，一种是水分充足时的细胞膜双层结构，另一种是严重脱水时的细胞膜双层结构。我曾在一次国际癌症研讨会上讲过这一理念。我已把涉及这一理念的科研文章结集出版，以供研究者们研讨。这种现象对我们的日常生活有什么影响？答案很简单。假如你坐在餐桌前，食物端上来。吃饭前你没喝水，食物的消化过程就会向细胞"征收通行费"。胃里必须有水，水能把食物中的蛋白质分解成各种氨基酸。肠道需要更多水，以便进一步分解食物，然后送入肝脏。

肝脏有专门的细胞对经过肠道加工的材料进行再加工，通过血液把它们——血液里含有经过加工的成分——送到心脏右侧。肝脏需要较多水分来处理经过加工的食物。淋巴系统把"脂肪"成分送到心脏右侧，血液接受淋巴系统送来的"脂肪"，跳动的心脏像泵一样把它们送到肺里去吸纳氧气，置换出溶解在血液里的其他气体。在肺里，由于水会蒸发——即所谓的"冬季蒸汽"

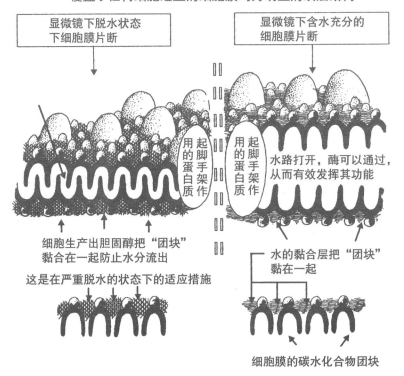

双层细胞膜结构模型

脱水状态　　　　　　　　　　　含水充分状态

覆盖于任何细胞之上的细胞膜均为明显的双层结构

显微镜下脱水状态下细胞膜片断

显微镜下含水充分的细胞膜片断

起脚手架作用的蛋白质

起脚手架作用的蛋白质

水路打开，酶可以通过，从而有效发挥其功能

细胞生产出胆固醇把"团块"黏合在一起防止水分流出

这是在严重脱水的状态下的适应措施

水的黏合层把"团块"黏在一起

细胞膜的碳水化合物团块

图 14：在含水量充分的细胞膜中，水是黏合材料，水也通过碳水化合物"团块"渗透其中。双层细胞膜的层与层之间分隔开来，这个空间作为"水路"让酶通过。在脱水状态下，胆固醇被制造出来。把"团块"黏合在一起，同时，胆固醇也阻止细胞内的水分进一步流失。"水路"被内部垒砌的同时，胆固醇也阻止细胞内的水分进一步流失。"水路"也会被内部垒砌的"团块"阻挡。——左图。

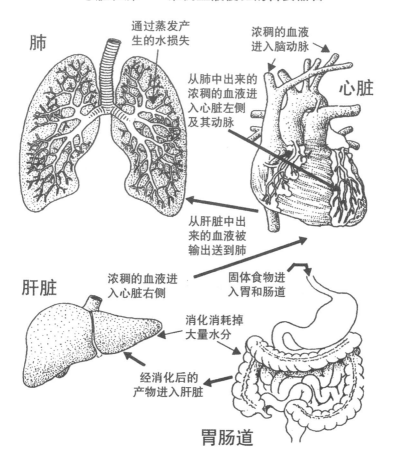

心脏和肺——浓稠血液侵犯的首要器官

肺

通过蒸发产生的水损失

浓稠的血液进入脑动脉

从肺中出来的浓稠的血液进入心脏左侧及其动脉

心脏

从肝脏中出来的血液被输出送到肺

浓稠的血液进入心脏右侧

固体食物进入胃和肠道

肝脏

浓稠的血液进入心脏右侧

消化消耗掉大量水分

经消化后的产物进入肝脏

胃肠道

图15：固体食物将会在胃及肠道内消化，然后进入肝脏做进一步化学处理，通过心脏和肺的血液循环，到达全身各个部分。如果吃饭之前没有喝足够的水，血液就会变得很浓稠。这会影响到血液通道上细胞的渗透性。

（winter steam）——经过供氧的血液会更加缺水。

从肺部流出的浓缩血液进入心脏左侧，然后进入动脉循环系统。大血管附近的细胞、心脏和大脑的毛细血管最先接触到有很强渗透性的浓缩血液。在动脉弯曲处，细胞面临滚滚而来的血液的压力，它们会因渗透作用而受到损伤。在这些部位，细胞要么保护自己，要么受到不可治愈的损害。不要忘了，细胞膜的完好很大程度上取决于向里吸纳的水，而不是向外渗透的水。看过图 14 和图 15 后，大家就会对"胆固醇适应脱水症"的过程有所了解。

有时候，大脑意识到身体严重缺水，在吃饭中途强迫人喝水，但已经迟了，因为大血管四周的细胞已经受到损伤。这就是脱水引起的消化不良性疼痛。但此时我们却很愚蠢，让病人服用抗酸剂，不喝水，吃抗酸剂！没有水，只有组胺阻断剂！不幸的是，以"溶质模式"为基础的疗法确实会产生这样的问题。所有治疗方法都是为了"减轻症状"，治标不治本。这就是有些"疾病"不能治愈的原因。人的一生都在"治病"。

因为治疗模式有误，所以人们无法认清衰退性疾病的病因。如果我们认识到，在食物消化过程中，水是最重要的成分，这场战役就打赢了一大半。只要吃饭前给身体补充必要的水，我们肯定能打赢抗击胆固醇形成的战役。

日常饮水量经过较长时间的调整，细胞的水分才会充足。胆固醇防御系统可以阻止水自由通过细胞壁。随着缺水状态的改善，身体渐渐不再需要这个防御系统，胆固醇的产量就会随之降低。实验证明，步行一小时可以激活对激素敏感的、消耗脂肪的酶。酶能持续活跃 12 小时。随着血液中胆固醇的减少，步行激活了"消耗脂肪的酶"，沉积的胆固醇就会分解，血液才有可能通过被阻断的动脉血管（参阅福克斯先生的信）。

每天步行两次，每次间隔 12 小时，对激素敏感的、消耗脂肪的酶（激素敏感性脂肪酶）就会不分白天夜晚地活跃起来，这有助于清除动脉血管中过量的脂肪沉积物。

值得深思的证词

并非只有穆罕默德·瓦哈比先生忧心忡忡，每个高胆固醇患者都很担忧。大家都知道，很多疾病与血液循环中的高胆固醇有关。人们为胆固醇编制了多种正常值。这个数值一直在下降，现在人们认为 200（毫克／每百立方厘米血液）才属正常。但是，这个数字也是武断的。我个人认为正常范围应在 100~150。我自己的胆固醇水平最初是 89 左右，从来没有超过 130。为什么呢？因为多少年来，我每天早晨都要喝两三杯水。1991 年 3 月 28 日的

《新英格兰医学学报》发表了一篇报告，后面附了一篇社论。那篇报道说，一个88岁的老翁每天吃25个鸡蛋，胆固醇却很正常。这说明，我们吃进去的胆固醇恐怕与血液中的高胆固醇并没有多少关系。

这个问题一定要明确：胆固醇过量是脱水引起的。许多疾病是脱水引起的，而不是血液循环中的胆固醇引起的。所以，我们应该关注日常饮水量，而不是每天吃什么东西，这才是谨慎、明智的做法。只要酶的活动正常，什么食物都可以消化，包括含有胆固醇的食物。瓦哈比先生不必担忧吃什么东西，照样可以降低胆固醇（见98页上的信）。

他生活正常，没有控制饮食。但他的胆固醇在两个月内从279降到203。他只在吃饭前多喝了一些水。如果那两个月他每天定时散步，胆固醇会降得更低。随着时间的推移，他的胆固醇迟早会降下来。经瓦哈比先生同意，我把他的信也收入到本书中。他很高兴能用如此简单的方法降低胆固醇，愿意与别人分享他的快乐。

如果增加饮水量后胆固醇降了下来，但后来出现了反弹，那就要检查一下你的身体是否缺盐。请读一下第十一章中有关盐的论述。大家应当明白，胆固醇是大部分激素的基本建筑材料。当然了，激素的产量增加，胆固醇的产量也会增加。

人们普遍认为由胆固醇沉积引起的心脏病会危及动脉血管。在疾病晚期，心脏病和高胆固醇会同时并存。但我认为，有些化学物质能引起（毛细血管）收缩，它们从肺部进入心血管系统时，疾病就开始了。我在哮喘那节中解释过，某些化学物质能使毛细支气管收缩，在脱水状态下，水的存留与化学物质的分泌密切相关，虽然在一定范围内不会引起哮喘发作。但是，同样的化学物质也会进入肺部的血液循环系统，它们碰到心血管后，会使心血管壁收缩，由此引起心疼，即所谓的心绞痛。

尊敬的巴特曼医生：

我向您表示深切的谢意，您使我不再忧心忡忡。自 1982 年起，我的胆固醇一直很高。最初，我的胆固醇高达 278。当时我在德国，被迫严格节食，在不到两个月里我的体重降了 16 磅，胆固醇也降到 220。而后，我拒绝用药物继续降低胆固醇，因为埃及医生们认为，根据我们国家通行的标准，这种水平的胆固醇没有真正的危险。

我肩负着与媒体打交道的任务，比一般外交官出席或者主持更多的工作午餐。我虽然经常严格控制饮食，胆固醇却经常上升到 260，然后再降到 220。必须说明的是，只是在外就餐时我的节食措施才会失败。在其他场合，我还是严格控制饮食的。其实，即使在外就餐，我也很谨慎，穆罕默德只选择脂肪含量不高的食物。

去年我的血胆固醇猛蹿到 279，我大吃一惊。那时我幸运地遇到了您。您的"处方"是要我在饭前多喝水（两大杯），而不是吃药，当时我心存疑虑，抱着试试看的心态。您没有强调节食，这就更加重了我的疑虑。我有两个月没有遵守让我痛苦不堪的老"准则"，但是，九年来我的胆固醇第一次降到 203！体重也令人惊奇地减了 8 磅，此后一切均在可控制的范围内。事实上，我的感觉非常好，我相信下次去检查血液，胆固醇会更低。再见啦，

"正常"的埃及检测标准！欢迎新的美国胆固醇标准，它让我没有被"剥夺"的感觉！

我又可以尽享饮食之乐，当然是适度的。我已经很久没有享受了。我也没有后顾之忧了，我要大大地感谢您。

敬礼

穆罕默德·瓦哈比部长

新闻和信息部主任

1991 年 5 月 1 日

May 1st, 1991

Dr. Fereydoon Batmanghelidj
Foundation For The Simple In Medicine
P.O Box 3267, Falls Church, VA 22043

Dear Dr. Batmanghelidj,

This is to say how grateful I am to you for making me a much less worried man. I have suffered from a high cholesterol level since 1982. It was 278 when it was first discovered. I was then in Germany and I was put on such a strict diet that I lost 16 pounds in less than two months and the Cholesterol level went down to only 220. I refused to accept to lower it further through medication especially since in Egypt the doctors still believe that this level is not really dangerous by the prevailing standards in our country.

Since I entertain and attend business lunches more than what would be expected even from a diplomat, because of the additional burden of dealing with the media, my cholesterol was always going up to around 260 and back to 220s, by putting myself on very strict diet from time to time. However, it must be noted that it was only outside my home that the diet came crashing down. Otherwise, I was strict with myself. In fact, even when I ate outside, I was careful to choose dishes, wherever available, which were not particularly rich in fat.

Last year I was shocked to discover that my blood cholesterol level had shot up to 279. I was lucky to have met you then. When you "prescribed" ample water (two full glasses) be taken before meals instead of medication that I was just about to submit myself to then, I was very skeptical. All the more so since you did not overemphasize dieting. In two months, and with very little observance of all the old "rules" which were making my life miserable, my cholesterol went down to 203 for the first time in more than nine years! MY weight too was surprisingly also down by about eight pounds and has since been under control. In fact, I feel so good that I am sure that the next time I will be going for a blood test, my cholesterol level will be found to be even lower. So, goodbye to the "normal" Egyptian standards and welcome to the American new levels of cholesterol without the accompanying sense of deprivation!

Enjoying eating, moderately of course, as I had not been doing for a long time and free from a worry that was always at the back of my mind, I believe I owe you a big THANK YOU.

YOURS SINCERELY

MINISTER MOHAMMED WAHBY
Director, Press and Information Bureau

同样的化学物质也可以为胆固醇沉淀在动脉血管壁上创造条件。心脏病和肺病形形色色，名称不同，全都是由脱水引起的。请读一读山姆·里国瑞先生的信。经他允许，这封信也被收在本书中。增加饮水量后，他的心绞痛消失了。他还患有食管裂孔疝，这个病也在好转。假以时日，他的食管裂孔疝将会痊愈。再请大家读一读洛丽塔·约翰逊的信，你会发现。即便是像洛丽塔·约翰逊这样心态年轻的 90 岁的老妪，心绞痛也可以用水来治疗，而不必吃药。

　　我这儿有很多这样的来信，不可能全都发表。我只挑选了其中几封，我要告诉大家，我的意见不仅仅是一种理论，它对不同年龄层的不同人都有效。

尊敬的F.巴特曼医生：

我谨用这封短笺向您表示感谢，您告诉我们的听众，每天饮用两夸脱水对健康大有益处。

您不仅帮助了我们的听众，我本人也获益匪浅，每天饮两夸脱水，一周后，我重新焕发了精神。

五年来我一直患有心绞痛，现在它已经消失了。食管裂孔疝给我带来的痛苦也大大减轻了。我觉得自己就像换了一个人。

20年来我一直在WARD电台做谈话节目，但您的教益将使我永远记住对您的访谈。

致敬

节目导演塞缪尔·M.里国瑞

WARD广播公司

SML:rwb

1994年12月2日

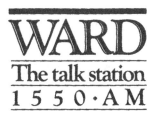

WARD
The talk station
1 5 5 0 · A M

December 2, 1994

Global Health Service, Inc.
Attention: F. Batmanghelidj, M. D.
P. O. Box 3189
Falls Church, VA 22043

Dear Dr. Batmanghelidj:

Just a short letter to thank you for informing our
listeners about the health benefits of drinking two quarts
of water a day.

Not only did you help our radio audience, but I personally
have enjoyed a resurgence of energy after drinking two quarts
of water each day for just over one week.

The angina pain I endured for five years has disappeared and
my distress from a hiatal hernia has greatly lessened. I feel
like a new person.

I've been doing talk shows at WARD Radio for the past 20 years,
and I must say your interview with us is one I'll always
remember.

Sincerely,

WARD Broadcasting Corporation
Samuel M. Liguori, Program Director

SML:rwb

P.O. Box 1550 Pittston, PA 18640
(717) 655-5521

尊敬的F.巴特曼医生：

我九十岁了，有心绞痛，虽然胸口不疼，也没有痉挛，但是喉咙底部疼——一种紧绷绷的疼痛。我的脉搏跳得像奔马似的。

自从读了您的书《水是最好的药》后，我开始喝水，心绞痛发作时我就喝水！你相信吗？我太高兴了，我再也不必吃硝酸甘油了。硝酸甘油对我的口腔有害，我因此患了口腔溃疡。现在我不仅在家时喝水，出门时也总带一小瓶水。万分感谢！

洛丽塔·约翰逊

辛辛那提，瑙加特可 06770

1994 年 5 月 11 日

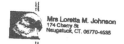

Mrs Loretta M. Johnson
174 Cherry St
Naugatuck, CT. 06770-4535

May 11, 1994

Dear Dr. Batmanghelidj:

I am 90 years old I have angina. I do not get chest pains or cramps but at the base of my throat I get an ache - a painful tension and my pulse beats like a run-away horse.

But after I read your book "Your Body's Many Cries for Water" I started drinking water. When I get an attack of angina - I rest and drink Water! Would you believe it? I don't need the nytrostat (buffered nitroglycerin) anymore. I am so glad because the nitro burned my mouth and gave me oral ulcers. Now I carry a small bottle of water with me at all times in addition to drinking it at home. Thanks a million!

Loretta M. Johnson
Naugatuck, Conn 06770

Mrs Loretta M. Johnson
174 Cherry St
Naugatuck, CT. 06770-4535

约翰·福克斯先生的病情很特殊。他的心脏病很严重，现在已经好转。他过上了正常的生活，却没有做当前流行的心脏搭桥手术。福克斯先生年过六旬，是一位退休的电子工程师，曾在海军服役，身居要职。他是 50 位依然健在的、曾经受训于贝茨的裸视专家之一。他的一只眼睛一度几近失明，另一只眼的视力也受到损害。由于自身的原因，他对贝茨视力训练法有浓厚的兴趣。通过训练，他已经没有失明之虞，他的视力保住了——现在已经基本正常。

几年前他被确诊为高血压。他用药物降压。但他不能再吃药了，因为药物让他的病情越来越严重。每逢心脏病发作，他就会出问题。他在信中解释了这些情况，现在他好多了。这封信说，两个月来他增加了饮水量，对饮食结构稍做调整，每天散步，他的冠状动脉肯定得到了充分的清理，他感觉正常了。他现在能够正常活动，没有不舒服和疼痛的感觉。所有这一切都是在不使用药物，没做心脏搭桥手术的情况下出现的。

像福克斯先生这样的严重心脏病患者，药物治疗失败后，却不需要介入式治疗，而且在两个月内就恢复了正常生活，真是令人难以想象！我推荐的自然疗法既科学又合乎逻辑，可以从生理上使疾病逆转，这是治疗某些衰退性疾病的理想方法。

证明：

1991年春天，简明医学基金会的一个会员告诉我，水有药用价值。我头一次听说水能治病。六个月前，我的心脏病连续发作两次，我做了血管塑形手术。在手术后的恢复期，医生给我开了大剂量的钙和贝塔阻断剂，婴儿用阿司匹林、硝酸甘油（疼痛时服用）和降胆固醇药物。在做血管塑形手术前，血管造影显示，我的一条心脏动脉被胆固醇沉淀物阻断了97%。医生说，我的心脏不行了。

六个月来，我一直严格按照医生的"恢复"方案作息，却发现病情在急剧恶化，我睡不着觉，因为左臂、后背和胸口疼，每天散步时，我觉得这些部位也在疼痛。我本认为做了搭桥手术，病情会好转。但我仍然遭受着药物副作用的折磨。比如：我的前列腺出了问题，出现了尿潴留和尿阻断，视力和记忆力也出了问题。

我开始调整饮食，每天喝6~8杯水，用的是8盎司的水杯，三天后，我感到身体逐渐康复。我被告知每次吃饭前半小时要先喝水。我停止服用抗胆固醇药片、阿司匹林和硝酸甘油。因为根据饮水效果，我似乎不再需要那些药物了。我开始喝橙汁，在饮食中加盐（以前我一直吃无盐食品）。三天后，增加饮水量让我感觉舒服多了。一连三星期，我逐渐减少钙和贝塔阻断剂，我发现了一些可喜的变化：我一觉得疼痛就喝水，疼痛立刻就能缓解。我的食谱保持不变——水果、蔬菜、鸡肉、鱼、橙汁和胡萝卜汁。为了增加色氨酸，医生要我增加一些农家奶酪和小扁豆汤。

巴特曼医生要求我每天散步两次，每次一小时（25分钟走一英里）。从第二个月开始，我觉得不再有疼痛感，甚至爬陡坡时也没有疼痛感。五个月后，我改为每次走半小时，速度加快到15分钟一英里。我在散步时没有出现过痉挛，我精力倍增，能够回忆许多往事，视力也恢复了正常。

1991年10月，我做了一系列化学和物理检测，包括X光、语图、超声波心动图以及心电图，以便观察我的心脏。检查结果表明，我的心脏已经恢复到正常状态。我不需要任何药物就能正常生活。我的医生简直不相信这些变化居然这么简单。

约翰·O.福克斯

贝茨－福克斯裸视训练中心

1992年3月25日

BATES-FOX

Natural Vision Training

2945 North Lexington Street Arlington Virginia 22207

Telephone 703 536 7482

Attestation: 25 March 1992

It was in the spring of 1991 when I first learned from a member of the Foundation For the Simple In Medicine the value of water as a form of medication. Six months before, I had suffered two heart attacks and had undergone angioplasty surgery. After the operation, I was prescribed heavy dosages of calcium and beta blockers, baby aspirin, nitroglycerine (for pain), and cholesterol-reducing medicine for recovery. The angiogram before the angioplasty had shown one of the arteries of my heart was 97 percent blocked by cholesterol deposits. I was told my heart had been damaged.

After six months of strict attention to my prescribed "recuperation" program, I noticed that my condition was rapidly deteriorating, to the extent that I had difficulty sleeping because of pain in my left arm, back and chest, and also felt these same pains when I took my daily walks. I visualized myself going for bypass surgery at the scheduled time for reevaluation of my condition. By this time, I also suffered from serious side effects caused by the medications, such as: my prostate created retention and blocking problems; I had also developed problems with my vision and memory recall.

I first began my rehabilitation through diet by a regular intake of six to eight 8-ounce glasses of water each day for three days. I was told to drink water a half-hour before eating my daily meals. I cut off my anti-cholesterol pills, aspirin and nitroglycerine pills. Judging by the effect of the water, it seemed I did not need them. I also started taking orange juice and started using salt in my diet again (I had been on a sodium-free diet). After the first three days, I was feeling more comfortable about all of that added water. After three weeks of gradually reducing the calcium and beta-blockers, I noticed some very favorable changes. Whenever I felt pain, I would drink water and get instant relief. My diet remained the same--fruits, vegetables, chicken, fish, orange juice, and carrot juice. To get more tryptophan, I was asked to add cottage cheese and lentil soup to my diet.

Dr. Batmanghelidj requested that I take two one-hour walks
(25 min. mile) a day. After the second month, I noticed no
more pain--even walking up steep hills. After the fifth month,
I changed my walks to 1/2 hour and increased my pace to a
15-minute mile. No constrictions were noticed during my walks
and my energy had increased two-fold. Much of my power to
recall had been reestablished, and my vision returned to normal.

In October 1991, I had a series of chemical and physical
tests, including x-rays, sonogram, echocardiogram and electro-
cardiogram, to determine the state of my heart. The tests
showed that my heart had restored to its normal state and
I did not need any form of medication to cope with my daily
routine. My doctor could not believe how simply all this
change had taken place.

John O. Fox

John O. Fox
Bates-Fox Natural Vision Training

除了福克斯先生、帕图瑞斯先生、约翰逊太太、伯麦斯特中校和派克先生的陈述外，本书还增加了瓦哈比先生的信。读者会认识到这样的事实：普通自来水具有不为人知的药用价值。

　　水是无所不在的天然药物，可以治愈一些严重的、流行的疾病，这些疾病每年都夺去成千上万人的生命。夺走人们生命的是心脏病还是脱水症？

　　从我的专业和科学角度看，脱水才是最大的杀手，它比人们能够想象的任何疾病都危险。每个人的"化学性质"不同，同样的脱水症在不同人身上有不同表现，医生们给它们贴上了不同的专业标签，采用不同的治疗方法，效果却差强人意。

　　脱水是许多疾病的病因。不同人的身体有不同的"化学蓝图"，慢性脱水表现为不同的外在症状。随着病情的发展，同样的脱水症有不同的表象，而且越来越明显。体内某类细胞的"莲状喷头"在紧急调水时会有所选择，早期的差异可能是这种选择造成的。只要再读一遍派克先生、帕图瑞斯先生和威廉姆·格雷先生的信，大家就会发现，不同的人有不同的症状。但是，通过每天定时补水，他们的病情都好转了。

　　在科技发达的国家里，医疗保健系统会出现许多可怕的问题，现在大家明白这些问题是怎样出现的，错误的根源在哪里。他们容忍医生举起化学的大棒，采用傲慢自负的方法治疗简单的缺水症，真正的疾病就是这样产生的。

超　重

问：为什么 30% 的美国人超重？

答：因为他们的认识有根本性错误！

他们不知道自己什么时候缺水，也不知道"液体"和"水"有什么区别。

我们讨论一下派克先生和帕图瑞斯先生的信，还有附在后面的普利斯希拉·普莱斯通和多纳·古特考斯基的信。他们都说，自从把水当作首选饮料后，体重减轻了 30 磅到 45 磅。有一个女人六年期间体重增加了 58 磅，但用了不到一年时间，就逐渐减了回去。大家在读信时会发现，我们的体重很容易增长。如果没有证据摆在大家面前，你们难免认为这有点儿过于"简单"了。

有能量，大脑的中央控制系统才能工作，它可以识别能量的多少。能量少，人就产生缺水感和饥饿感。人体调动储备于脂肪的能量时，需要释放激素。这一过程（身体活动需要能量的释放）需要较长时间，而大脑对能量的需求却比较急迫。大脑的前半部要么从"水电"中获取能量，要么从血糖中获取能量。为了正常工作，大脑对"水电"的需求十分迫切——不仅需要水的能量，也需要水的运输系统，而运输系统及其细支流系统需要更多水。

于是，缺水感和饥饿感同时产生了，这是大脑有需求的表象。我们识别不出缺水感，把两种"信号"混淆在一起，全都视为进食需求。身体需要水，我们却在进食。那些减肥的人进食前饮水，把两种感觉分开了。他们没有为满足身体对水的需求而过量进食。

细说进食过量

人的大脑约占体重的 1/50。据说大脑有 9 万亿个神经细胞（就像电脑的芯片），脑细胞中 85% 是水。20% 的血液循环分布在脑部，供大脑使用。这意味着大脑可以随时从血液里选取自己的需求，以便维持正常的功能。大脑是人体上非常特殊的器官，始终处于活跃状态，即使人在沉睡。它不仅处理物理的、社会的和周边的电磁信息，也处理身体不同部位发来的信息。

为了处理各种信息，使全身所有部位处于警觉待命状态，大脑得消耗很多能量。与此同时，它还消耗一部分能量制造自己需要的基本成分和形形色色的大脑化学信号（神经传递素）。神经传递素是在脑细胞里产生的，并被输送到所有神经末梢。运输系统也要消耗大量能量。由于大脑消耗的能量极大，所以，人体内大约 20% 的血液流向大脑。

大脑细胞用两种形式储备能量：ATP 储备和 GTP 储备——它们就像储备在发电厂附近的煤炭和焦炭。一部分活动的能量来自 ATP 储备，它们分布在细胞的不同部位，主要分布在细胞膜。细胞膜是信息进入的地方，也是发动行动的地方。每个细胞都有能量调配系统。并不是所有刺激都会被记录下来，得到反应，从 ATP 储备中获得能量。

对某些"输入"信息，能量的释放是有临界点的。大脑通过计算，知道什么重要什么不重要，知道怎样调配能量。当 ATP 储备较少时，许多刺激都不能引起反应。在过分活跃的脑细胞中，ATP 储备少，表明大脑细胞的控制功能处于疲劳状态。GTP 储备的运行过程完全一样。在紧急情况下，GTP 储备的能量可以支持 ATP 储备，确保部分基本功能的正常运转，不至于因为能量短缺出现问题。

大脑能量库中的储备好像对糖有很大的依赖性。大脑不断吸收血糖，补充 ATP 储备和 GTP 储备。有人最近发现，人体可以生成水电能，水通过细胞膜时会带动某些特殊的能量生成泵旋转，它很像在一条河上修建了水坝，可以生成水电能。故而，大脑有两种机制满足自己的能量需求：

第一，在食物与糖的新陈代谢中获取能量。第二，在水的供给和水电能的转换中获取能量。现在看来，大脑为遍布全身的神经供给和运输系统提供能量时高度依赖"水电"能。

为了满足大脑的需求，人体有一套精致的平衡系统，让血糖浓度处在正常范围内。它有两个办法。第一，除了直接摄入含糖食品外，它可以刺激蛋白质和淀粉类食品的摄入量，把它们转化成糖。第二，把储存在体内的淀粉和蛋白质转化成糖。后一种机制叫"葡萄糖创生"（gluco-neo-genesis），意思是，用其他原料重新制糖。为大脑制糖的工作是在肝脏中进行的。

大脑的大部分工作有赖于糖提供的能量，因为甜味儿能给人快感和满足感。当舌头受到甜味儿的刺激时，其他器官的功能会与之联动，建立一种密码系统，尤其是肝脏。血液中的糖分不足时，肝脏开始制造糖，不断增加血糖水平。肝脏首先把淀粉转化成糖，然后是蛋白质和少量脂肪。脂肪的转化过程非常慢。

身体停止进食，过一段时间，脂肪的新陈代谢才会加快。与脂肪相比，蛋白质容易获取，也容易分解。沉淀的脂肪是由许多单一的"脂肪酸"单元连在一起构成的。要想得到能量，就得分解每个脂肪酸单元。每克脂肪可以提供 9 卡能量，每克蛋白质或糖只能提供 4 卡能量。因此，身体消耗脂肪时，人没有什么饥饿感。

儿童身体里的脂肪是褐色的，脂肪里有丰富的血液循环。褐色脂肪可以直接新陈代谢，产生热量。随着年龄的增长，脂肪储备中的血液循环越来越少，脂肪接触酶的机会也越来越少，肝脏和肌肉里的酶能把脂肪酸转化成能量。不活跃的肌肉容易受到侵蚀，肌肉里的蛋白质会分解，转化成糖。肌肉在运动时，脂肪储备就成了能量源，为保持体形、增强肌肉而工作。为此，运动的肌肉可以激活一种分解脂肪的酶，叫作"激素敏感脂肪酶"。有人在瑞典反复做过血液化验，结果表明，散步一小时后，酶就活跃起来，连续 12 小时分解脂肪。肌肉一旦开始利用脂肪，大脑就会获得更多糖。

坚持步行锻炼，酶就会活跃起来，消耗脂肪。因此，不管制订什么节食计划，肌肉的锻炼都是必不可少的，唯有如此，才会出现持久的、基本的、直接分解脂肪的生理效果。在血液循环中，酶还可以清理血管壁上的脂肪团块和沉积物。人们在散步时，身体会做出生理反应。由于这种反应，约翰·福克斯先生才恢复了健康。增加饮水量赋予他能量和耐力，散步激活了酶，酶清理了血管。

办公室工作和案头工作是现在生活方式的组成部分，这是文化形态的转变。它隐含着身体功能的变化，但是，人的生理特征并没有及时适应这种变化。身体依然需要肌肉运动，才能保证其正常功能。只有身体功能正常，它才知道什么时候该吃东西，吃多少，而不会积存脂肪，身体的每个部分才能合理利用能量，有效、和谐地工作。人体就是这样设计的。

但是，如果用脑过多（承受压力），运动很少，身体就不能满足大脑对糖的需求。生活不规律的人往往会增加饮食的次数和数量，身体需要水来保证能量的供给。如果一个人不能识别身体发出的缺水信号，问题就会复杂化，本来应当喝水，却增加了食物。当人们承受压力时，身体会脱水。体重增加的原因很简单，吃东西是为了给不断工作的大脑提供能量。但是，吃进的食物只有 20% 会到达大脑，如果肌肉不能将其他食物消耗掉，它们就会沉淀为脂肪。如果我们把水也当作一种能量源，脂肪就不会沉淀。多余的水会变成尿液排出体外。

苏打饮料会导致体重增长

有些人用苏打饮料控制肥胖，我的观察表明，苏打饮料（工厂生产的所有软饮料都可以称为苏打饮料，而不是各自的品牌名称）虽然不含多少卡热量，却可能是增重的原因。有这样一个人，一个二十多岁的年轻人，身高大约 5 英尺 5 英寸，同多数大学生一样，他承受着功课的重压，他经常喝苏打水，毕业时却超重了。

毕业后，为了减轻体重，他每天喝八罐苏打饮料。大约两年后，他又长了 30 磅肉。他的身高与体宽差不太多，走路困难，每迈一步都得扭动屁股。他吃饭时喝苏打饮料，吃的东西超过了身体的需要。他现在还在喝苏打饮料，就像上了瘾，他一直在减肥，却一直超重。

不直接增加热量的甜饮料导致了体重的增加，二者有什么关系？这是一个悖论，需要有个解释。下面我就讲一讲我对这个谜团的研究结果。很多人想靠苏打饮料减肥，结果却是增重。多纳·古特考斯基例子很能说明问题。多年来，她一直只喝苏打饮料，千方百计要减肥，但体重却只增不减。

在美国，1850 年人均消费 13 盎司苏打饮料。到了 20 世纪 80 年代末，平均每人每年消费 12 盎司装的苏打饮料 500 罐。

1994 年饮料产业年度报告显示，人均消费苏打饮料 49.1 加仑。在这个总数中，28.2% 是不同品牌的节食苏打饮料。节食苏打饮料的消费量正在下降。我们消费的苏打饮料中，84% 来自两大公司（可口可乐 48.2%，百事可乐 35.9%）。它们生产的各种饮料占据了 84% 的市场份额，其中只有 5.5% 不含咖啡因。这个数字表明，许多人喝含咖啡因的苏打饮料，其中有 22％ 是节食苏打饮料。

在宾夕法尼亚大学做的调查表明，有些学生每天喝 14 罐苏打饮料，有一个女孩儿两天就喝了 37 罐。许多学生承认，没有软饮料他们就活不下去。如果不让他们喝苏打饮料，他们会产生脱瘾反应，就像吸毒成瘾似的。《男孩生活》杂志在读者中做了一次调查，发现 8％ 的人每天喝 8 罐以上苏打饮料。一个男孩监护社团的管理人员曾经回收了 20 万个空易拉罐。软饮料协会调查了苏打饮料在美国医院中的消费情况，结果发现，85％ 的医院在病人吃饭时提供苏打饮料。研究表明，咖啡因可以使人上瘾。饮料产业为了推销产品，出大价钱做广告，媒体为了讨好它们，轻描淡写地称之为"咖啡因依赖性"，而不说它能使人上瘾。

社会鼓励大家消费苏打饮料，人们认为工厂生产的饮料可以替代水，可以满足身体的需求。人们有这样的看法，是因为饮料里含有水，于是便认为它能满足身体的需求。这种看法是错误的。含咖啡因饮料的消费基数越来越大，我们的社会却出了许多健康问题。人们错误地认为所有液体都等同于水，可以满足身体的需求，这种认识是造成许多疾病的主要原因，而且与人体超重有关联。要想理解上面的说法，我们需要解剖学和生理学的知识，需要明白大脑控制吃喝的简单原理。

人们认为所有工业饮料都可以满足身体对水的日常需求，正是这个错误，而非其他的原因，应该为我们的某些疾病负责。脂肪堆积可以使身体变形，这是身体素质下降的第一步。我的观点是，这是选错液体造成的。有些饮料比别的饮料危害更大。

咖啡因是多数苏打饮料的主要成分，它是一种药物，能使人上瘾，因为它直接作用于大脑。咖啡因还作用于肾脏，增加尿液的产量。咖啡因有利尿特征。从生理学上看，咖啡因是一种脱水剂。因此，许多人每天喝许多罐苏打饮料，依然满足不了自身对水的需要。水不会长期驻留在身体里。与此同时，很多人有误会。他们觉得既然喝了苏打饮料，就等于喝了足够的"水"，他们误以为饿了，吃下超出身体需要的食物。人们浑然不觉含咖啡因的苏打饮料能引起脱水，混淆了缺水感和饥饿感，于是就超量饮食，随着时间迁延，体重就逐渐增加。

咖啡因有"提神"作用。当人们感到疲劳时，它能刺激大脑和身体，即使一个人筋疲力尽。咖啡因能降低控制 ATP 储备的门槛。储存在细胞里的 ATP 为行使某种功能而消耗殆尽，ATP 储备保持在一定限度时，一般是接触不到咖啡因的。

如果苏打饮料含有糖，至少可以满足大脑的部分需求。如果咖啡因释放了 ATP 能量，提高人的活动能力，苏打饮料含有的糖至少可以补充失去的 ATP，虽然其最终结果是大脑的 ATP 供应量不足。

在20世纪80年代初期，饮料产业引入了一种新产品——叫作天冬氨酰苯丙氨酸甲酯（aspartame），它是糖精以外的另一种甜味剂，比糖甜180倍，却没有卡路里。许多企业都在使用它，因为食品和药品管理局（FDA）宣布它可以替代糖，并且很安全。5000多种食品配方很快采用了这种甜味剂。

在肠道里，天冬氨酰苯丙氨酸甲酯转化成两种刺激性很强的神经传递氨基酸：天冬氨酸盐和苯基丙氨酸，还有甲醇/甲醛——也叫木精。据说，肝脏可以祛除甲醇的毒性。我个人认为，这种说法只不过是为了消除反对者的呼声，因为有人反对把它们大规模推向市场，这些工业化"食品"的副产品是有毒的。

如果咖啡因将ATP转化成AMP，一种经过消耗的能量"余烬"，那么，天冬氨酸盐就会把GTP能量储备转化成GMP。 AMP和GMP都是能量余烬。为了替代大脑细胞中损失的燃料储备，它们会引起缺水感和饥饿感。因此，节食苏打饮料能使大脑细胞不加区别地滥用能量储备。

经过消耗的余烬AMP可以引起饥饿感，这是人人所共知的科学事实。咖啡因使人上瘾，一个人若经常饮用含咖啡因的苏打饮料，就应被视为"有苏打癖的人"。久坐不动的人经常饮用含咖啡因的苏打饮料一定会肥胖。喝了含有咖啡因的苏打饮料，胃会受到间接的刺激，增加食物的摄入量，迫使大脑消耗能量储备。请记住，我们吃的食物，大脑只会利用其中的一部分能量。其余的能量，如果不能被肌肉运动消耗掉，就会以脂肪形式积存下来。体重增加是饮用苏打饮料的结果之一。

大脑对甜食的反射是比较重要的，行话叫"颅脑反应"。对甜食做出条件反射是人生的长期体验形成的，甜味儿会使人联想到身体将要吸纳新的能量。每当舌头受到甜味儿的刺激，大脑就指挥肝脏做好从外界接收新能量——糖——的准备。反之，肝脏就会停止利用体内的蛋白质和脂肪储备制造糖，开始在血液循环系统中储备新陈代谢的燃料。迈克尔·G·塔多夫、马克·I·弗雷德曼等科学家已经证明，颅脑反应让新陈代谢朝有利于营养储备的方向发展，用于转化的燃料减少了，胃口增加了。

如果糖的确能够激起反应，进入体内的糖就会影响肝脏的调节功能。但是，如果随甜味儿而来的不是营养物，人就会产生吃东西的冲动。没有热量的甜味儿越刺激巴特曼味蕾，吃东西的欲望就越强烈——结果就是饮食过度。

用糖精和动物做试验，其结果清楚地表明，甜味儿会对颅脑产生影响。几位科学家证实，与动物一样，天冬氨酰苯丙氨酸甲酯也能使人类产生过度饮食的欲望。布伦代尔和希尔证明，不含营养素的甜味剂——天冬氨酰苯丙氨酸甲酯水溶液——会吊人胃口，在短时间内增加食物的摄入量。他们报告说："摄取天冬氨酰苯丙氨酸甲酯后，志愿者有一种残留饥饿感，而饮用葡萄糖水则没有这种感觉。残留饥饿感是功能性的——它能增加进食量。"

塔多夫和弗雷德曼证明，吃过人造甜味剂或喝过甜饮料后，进食的欲望可以持续 90 分钟，尽管血液检测的全部数据都正常。塔多夫和弗雷德曼还证明，即使血液中的胰岛素达到正常水平，受试动物仍然比对照组的动物消耗更多食物，而通常认为胰岛素偏高是饥饿的原因。这意味着，当味蕾受到甜味儿的刺激，却没有糖进入人体时，"大脑"在较长时间里依然有进食的要求。甜味儿使大脑指示肝脏储备供给物，而不是消耗储备物。

从根本上说，没有热量的甜食一旦进入体内，就会引起生理反应，迫使身体补充消耗的能量。所以，想靠喝苏打饮料减轻体重的人，味蕾却受到糖的替代物的反复刺激，他的身体就会做出自相矛盾的反应，结果是自受其累。

咖啡因和天冬氨酰苯丙氨酸甲酯进入人体后，会刺激大脑、肝脏、肾脏、胰腺、内分泌腺等器官的细胞，产生生理效应。天冬氨酰苯丙氨酸甲酯被转化成苯基丙氨酸和天冬氨酸盐，二者都能直接刺激大脑。在咖啡因和天冬氨酰苯丙氨酸甲酯的共同作用下，大脑很快建立起一种新的活动模式，因为与维持生理平衡的其他物质相比，这两种物质的数量大得多。

大多数神经传递素是不同氨基酸的副产品。但是，苯基丙氨酸和天冬氨酸盐是一对独特的氨基酸，天冬氨酸盐无需转化成副产品就能直接作用于大脑。受体（接受方）受到这对氨基酸（苯基丙氨酸和天冬氨酸盐）的刺激，就会作用于神经细胞，对身体的生理功能产生极大影响。

人工合成甜味剂对"神经终端"产生假性刺激，使它误认为有能量进入体内，其后果比单纯增加体重严重得多。神经系统受到化学物质的刺激，生理功能会随之摇摆不定。不了解化学物质对身体的长远影响，仅仅因为它们能给味蕾带来刺激性的快感，就贸然使用它们，是一种短视行为。我对细胞微生理学有所了解，一想起有人经常使用这些氨基酸，就忧心忡忡。长期使用化学甜味剂直接刺激大脑的神经系统和腺体系统，其结果令人担忧，它们肯定会取代人体中其他重要的平衡功能。

研究表明，某些神经系统中有大量天冬氨酸盐受体。它们的生成物能刺激生殖器官和乳房。没有怀孕而经常刺激乳腺，可能会增加乳腺癌的发病率。激素——催乳素——可能起了重要作用。天冬氨酰苯丙氨酸甲酯可能引发脑癌，目前很少有人研究这种并发症。用天冬氨酰苯丙氨酸甲酯喂小白鼠，受试动物会出现脑肿瘤。

举一个同理推断的例子：假如有一条帆船，从一个港口出发驶向另一个港口，它必须在天黑前到达目的地，但是风向不理想。如果水手不遵守严格的航行规章，自得其乐御风而行，就会背离初衷，驶向陌生的海岸，陷入黑暗中。水手和船都不会安全返航。

在人生的旅程中，身体就像是一艘帆船。如果大脑思维偏离了原来的目标，忘记了身体的生理结构，一味听任人工合成、非常规的产品（比如香料），过分刺激味觉，长此以往，身体就不能处理接踵而至的虚假信息，不能做出正确的反应，身体就会受到损害。

人们很容易想到，把可口的化学物质掺入水中，用它代替人体真正需要的天然的、干净的水，这种想法既原始又肤浅。有些化学物质，比如：咖啡因、天冬氨酰苯丙氨酸甲酯、糖精和酒精等，对大脑具有长期的、无方向的、单一的影响，人体的功能就会违背自然的初衷。这就像在黑暗中行船，水手自得其乐御风而行，却不遵守航行规则，也不把安全记在心中。长期错用饮料会影响人的一生。

综上所述，身体缺水时会有各种各样的表象。此时身体只需要水。如前所述，如果人们经常饮用人工合成的提味饮料，用它代替水，问题就会复杂化。

我们应该记住，咖啡因是能让人上瘾的毒药，只不过它的应用被"合法化"了。尤其是儿童，他们喝了含有咖啡因的饮料后很容易上瘾。儿童很早就受到饮料中提味化学物质的刺激，到了学龄期，一些儿童的感官会大受影响，服用瘾性更强的毒品。

因此，社会上某些严重的健康问题与长期饮用苏打饮料——尤其是节食苏打饮料——密切相关。过多的脂肪堆积会使身体变形，这是健康受损的第一步。年轻人饮用工业合成的饮料时应当适可而止，家长应当做出合理安排，以便让孩子健康成长。

玛西娅·古特考斯基是一位营养顾问。读了我的书后，她说服自己的女儿多纳改变喝饮料的习惯。结果令母亲和女儿大为惊讶。下面是多纳的信。

尊敬的巴特曼医生：

我妈妈让我写信告诉您，我最近的减肥很成功。我知道，如果我遵守您的规定，抑制饮食旧习，同时开始锻炼身体，减肥效果会更好。对我来说，戒掉每天6~8罐"山露牌"饮料已经是奇迹了。

9个月来，我成功地减了35磅之多。我又穿上了自以为再也穿不了的衣服。就连未婚夫也承认，我比五年前他头一次见我时好看多了。

我每天的饮水量相当于体重的1/32，所以减肥很成功。我走到哪里都带着水。去上班，去购物，甚至在每天7小时开车时（虽然经常停车休息，却很值得），我都要喝水。我外出时偶尔也喝矿泉水和啤酒，但通常会完成每天的饮水定额。

有一件事很有趣，我发现喝完每天的饮水定额后，我再也没有喝其他饮料的欲望，也不再口渴。通常，得过很长一段时间我才喝其他饮料，果汁、牛奶、啤酒或矿泉水。

我盼望着10月1日早点儿到来，那将是我结婚的日子，我会从走廊走过，展现我中学毕业15年以来最美好的形象。我还会平生第一次毫无顾虑地在新驾照上填上我的体重，这种感觉真好。

感谢您让我变得小巧玲珑了！

多纳·M.古特考斯基

1994年4月25日

现在是 1995 年 2 月，多纳已经幸福地结婚了。1994 年 10 月她结婚那天，她的体重已经减了 40 磅。

这种科学的减肥方法具有持久性，控制进食量虽能减肥，但用不了多久体重还会上升。更糟糕的是，人们经常受到某些谬论的困扰，要限制这种或者那种食物，尤其是限制富含胆固醇的食物，这种观念时下很流行。请不要吃惊，有人把鸡蛋排除在食谱外，我则相反，想吃多少鸡蛋就吃多少，没有任何限制，鸡蛋是蛋白质均衡的食物。因为我懂得，体内的胆固醇过多与长期缺水有关。

下一页是普里斯希拉·普莱斯顿的信，这封信进一步说明脱水不仅与肥胖有关，还与哮喘有关，哮喘是下一章讨论的主题。为了预防哮喘，她减了 35 磅。她在信中还谈到另一个重要问题，即盐的防病作用。盐对身体很重要。舌头上的味觉器官受到盐的强烈刺激时，会解除人的焦虑感，不让身体因缺水而痛苦。当体内有盐时，至少可以保证人体滤水系统的功效，在紧急情况下向重要细胞供水。第十一章将会详细讨论盐的问题。

请记住，这些信写的都是真人真事，不是"奇闻逸事"。我们不必用数字告诉大家水有什么效用，因为身体已经表示它迫切需要水。人体局部缺水时会自行调整，以便适应脱水状态，有人给它们贴上了各种疾病的标签。这是谁的过错？制药企业制定的标准有为自己谋利之嫌，在评价各种治疗方法时，我们有什么理由非得对他们言听计从？他们的论断并不准确，反而给人们带来了许多痛苦。实际上人们需要的只不过是水！

致有关人员：

　　你能想象吗，一个人只能坐着睡觉，挣扎着呼吸，每天夜里都要遭受无数次哮喘的袭击，时间将近一年！5个月前我就是这样的。1993年3月27日，我因为严重的哮喘住进医院，我还患有支气管肺炎！血气值高达40，生命垂危！

　　出院后，医生要我大量服用茶碱和脱氢皮质（甾）醇。我的体重扶摇直上。药物使我变得敌视他人，心绪茫然。我都不想活了！后来，一个好朋友给了我一份宣传手册，上面介绍了巴特曼医生的《水是最好的药》一书！我马上给医生寄去支票和信，请他用快递把书寄给我。出乎意料的是，医生亲自打来电话，帮助我摆脱药物，他说那些药不适合我的病。他要我每天至少喝三升水，还要加一点儿盐！他还要我每天在一家购物中心步行15分钟。现在我可以走30分钟了，我的呼吸也100%地好了！

　　今天是1994年10月31日，我不再因为哮喘而吃药！五个多月来我没有使用任何吸入剂，也没吃任何药！每当我觉得呼吸稍有困难时，就喝一杯水，加一点儿盐，我就好了！

　　猜猜看，结果怎样？水和散步妙不可言，我减了35磅体重！我的体重降到理想状态，我看上去年轻多了，既健康又有活力！

　　几百万美国人需要这个"信息"。他们患有哮喘、关节炎和慢性疲劳综合征等疾病。每个美国人都能从巴特曼医生的书中获得很大收益！

　　致敬

　　　　　　　　　　　　　　　　　　　普里斯希拉·普莱斯顿
　　　　　　　　　　　　　　　　　　　1994年10月31日

October 31, 1994

To Whom It May Concern:

Priscilla D. Preston, APR

Public Relations

1232 South Crockett

Amarillo, Texas 79102

(806) 374-3123

Imagine having to sleep in an upright position for almost a year, struggling for each breath and suffering from countless asthma and panic attacks nightly! That was me until five months ago! On March 27, 1993 I was hospitalized with a severe asthma attack and developed bronchial pneumonia! My blood gases registered 40 and I was in a life-threatening situation!

After my release from the hospital, I was placed on large doses of theophyllin and prednisone. My **weight skyrocketed** and the medication caused me to become hostile and disoriented. I really didn't want to live! Then, a wonderful friend gave me a flyer on Dr. Batmanghelidj's book *Your Body's Many Cries for Water!* I quickly mailed a check and a letter to the doctor, pleading for a fast delivery! To my complete surprise, he called me personally and started helping me by telephone to get off the medication, which was inappropriate for my condition at this time and asked me to drink at least three liters of water a day and use a small amount of salt! He also asked me to walk in an indoor shopping mall for 15 minutes a day. I can now walk for 30 minutes a day and my breathing is 100% better!

As of this date, October 31, 1994, I am no longer on any medicaton for asthma! I have not used an inhaler or medication of any sort for more than five months! When I start any sort of mild wheezing, I just drink a glass of water and take a little salt and I'm fine!

And....guess what? All of the wonderful water and walking has made me lose 35 lbs. I'm now back to my desired weight and I look young, vibrant and healthy again!

There are millions of Americans out there who need to get "the message." They suffer from AIDS, asthma, arthritis and chronic fatigue syndrome, etc. Everyone in America could benefit from reading Dr. Batmanghelidj's books!

Very sincerely,

Priscilla Preston

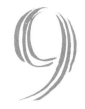

哮喘和过敏

有人估算，一千两百万儿童患有哮喘，每年有数千儿童死于这种疾病。我们要宣布在五年内消除哮喘，把病人从难以呼吸的恐惧中拯救出来。他们没有认识到自己的身体缺水！

哮喘和过敏症表明，身体需要增加神经传递素组胺，神经传递素组胺是水代谢的感应调节器，并负责水在体内的分配。

人们认为，在哮喘患者的肺部，组胺的数量会增加，组胺可以调节支气管肌肉的收缩。水通过呼吸而蒸发，肺是水分流失的路径之一，组胺能引起支气管收缩，这意味着它要在呼吸过程中控制水的蒸发。这是一种简单而自然的活动，目的是保存体内的水分。

组胺除了担当水的调节器外，还在身体的防御系统中负责抗击细菌、病毒和外来物（化学物质和蛋白质）。当体内含水量正常时，防御行动是在不知不觉中进行的，没有过分的感觉。当身体处于脱水状态时，组胺就会忙于调节水量，免疫系统就会激活制造组胺的细胞，释放出超常数量的传递素，这些传递素原本是为其他工作储备的。

动物试验表明，在能够生成组胺的细胞中，组胺的产量会因饮水量的增加而减少。人们应当对这两种症状（哮喘和过敏）保持警惕，随时调整和增加饮水量。平均看来，饮水量调整一到四星期后，两种疾病都会有所好转。

派克先生从小患有哮喘，对各种变应原非常敏感，现在他却不再为健康问题担心。帕图瑞斯先生说，他妻子的过敏症也大为缓解。乔斯·利维拉医学博士多年来一直苦于过敏症和哮喘。他对猫尤其敏感。谁家要是养猫，他绝不会登这家人的门槛。有一次他接触了猫，病得很厉害。后来，他明白了组胺与脱水之间的关系，两种病都好了。现在他用水和盐治疗哮喘。下一页有他的信。

你们已经读过普里斯希拉·普莱斯顿的信。乔安尼·温菲尔德的信也附在后面。我只讲述这些人的病情，因为他们的信可以证明，增加饮水可以完全缓解成年人的哮喘和过敏症，对长年病号也很有效。

亲爱的巴特曼医生：

您讲述了脱水与哮喘的关系，我谨写信深表谢意。您或许记得，我上大学时就患有成年人哮喘，还有过敏症反复发作的病史，它们直接危及我的生命。

由于您提供的信息，我现在能用水和盐改善并治疗哮喘了。我已经一年半没犯病，对以前的变应原也不再有过敏反应。

您的信息大有裨益，我明白了什么时候应该喝水，怎样喝水，怎样利用盐。我让身体保持充足的水分，防止哮喘复发。

我还向其他患有呼吸系统疾病和过敏症的人提出建议，告诉他们怎样安全地利用水和盐。我很惊讶，他们的病情全都大大好转了。

您用水和盐这么简单的东西就让我和病友们获得了生命的呼吸，非常感谢。

致敬

乔斯·A.利维拉医学博士

1995 年 1 月 6 日

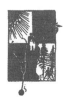

VON KIEL FAMILY MEDICINE & WELLNESS CENTER

Erik Von Kiel, D.O.　　*Board Certified Family Practice with emphasis on Preventive Medicine*

Liberty Square Medical Center
501 North 17th Street • Suite 200
Allentown, PA 18104
(610) 776-7639

1/6/95

Jose A. Rivera M.D.
Lecturer/Member Advisory Board
International Federation of Holistic Medicine

Dr. F. Batmanghelidj
Global Health Solutions
Falls Church, VA. 22043

Dear Dr. Batmanghelidj

This letter is in appreciatiion for the information that you have presented concerning water dehydration and asthma. As you recall I have had adult onset asthma since I was in college and have had many bouts of anaphylaxis which were life threatening.

Due to the information that you have provided I have been able to ameliorate and cure my own asthma with water and salt intake. I have been asthma free for approximately 1.5 years and have not had any reactions to the allergens of the past.

The information has been most helpful in making me aware of when and how to drink water and take salt inorder to hydrate myself and prevent any recurrence of asthma.

Also, I have been able to advise other patients with respiratory and allergen problems in how to increase their water and salt intake safely, and to my amazement the amelioration has been dramatic.

Thank you sir for giving me and others the breath of life thru something so simple as water and salt.

Sincerely,

Jose A. Rivera M.D.

尊敬的巴特曼医生：

　　您发现水能治病，并让读者分享您的发现。我写这封信是要表达我诚挚的谢意。我接受了您的饮水建议，获益匪浅。

　　我的健康状况大为改观。哮喘是我的一大健康难题。但是，自从饮用足够的水后，我不用药物也能顺畅呼吸了。我的生活为之一变。我还有其他收益，比如，我的皮肤柔滑了，记忆力增强了。

　　读了您的书，我真的非常高兴。我把您的建议告诉了许多人。再次感谢您的帮助。

　　致敬

乔安尼·温菲尔德

1994 年 7 月 18 日

Joanie Winfield
206 West Prospect Avenue
Pittsburgh, PA 15205
(412) 922-1625

July 18, 1994

Fereydoon Batmanghelidj, M.D.
2146 Kings Garden Way
Falls Church VA   22043

Dear Dr. Batmanghelidj:

I am writing this letter to thank you for sharing your
discovery about the need for water with your readers. I
have benefited greatly from following your advice on water
intake.

The changes in my health have been very noticable. Asthma
used to be a major health concern of mine. Since I have
been drinking enough water, however, I have been able to
breath fine without the use of any medicine. What a difference
this has made in my life. There have been other benefits
as well, such as softer skin and increased mental awareness.

I am so happy to have read your Book, and I share your advice
with as many people as I can. Once again, thank you for
your help.

Sincerely,

Joanie Winfield

Joanie Winfield

不要忘记，浓稠血液抵达肺部后，肺部的组胺就会自动生成，这是一个自然过程。组胺的过度释放会促使支气管收缩。你要是患有哮喘或者过敏症，就应当增加饮水量。但是，饮水不要过量，不要以为几天工夫就可以消除几个月甚至几年的病症。你需要保持正常的饮水量——用 8 盎司水杯，喝 8 到 10 杯——经过较长时间后身体才能获得足够的水。

要少喝橙汁，每天只喝 1 杯，最多 2 杯。橙汁中含有大量钾。人体内的钾含量过高，会促使组胺的生成，直到超过正常值。哮喘病人应当牢记这一点。

玛丽·B 是政府部门的行政管理人员，负责管理一座大城市的医疗保健系统。她长年患有哮喘，不能在公园里安然散步，气短使她无法享受散步的乐趣。我的一个同事在简明医学基金会工作，听说她的病情后，建议她多喝水。她说她经常喝水。再问她喝什么水时，我的同事才恍然大悟，原来她经常饮用橙汁，误把橙汁当作水。我的同事解释说，橙汁虽然含有水，但不能认为橙汁可以代替水，身体需要的是纯净、简单的水。她接受了建议，减少了橙汁的饮量，增加了饮水量。几天后，她的气短症就大为改观。我们听到的最新消息是，她的哮喘差不多好了。

我再讲一讲与哮喘有关的另一个重要问题——盐的作用。当身体缺水时，它就开始保存盐分。有些人体内的盐调节机制效率不高。在当今社会，节食和吃无盐食品是一种时尚，这是一种很糟糕的教育，对病人来说如同火上浇油。有些人体内缺盐，其症状与缺水非常相似，比如，某类关节疼痛。我认为，几种严重的哮喘是由缺盐引起的。我想告诉大家一个秘密。盐是天然的抗组胺药物。过敏症患者应当增加盐的摄入量，它可以防止组胺的过度生成。

肺需要水来保持气流通道的湿润，防止空气的出入造成通道干燥。在脱水状态下，黏液的分泌可以使空气通道保持湿润。在哮喘初期，黏液可以保护肺部组织。到了一定程度，分泌的黏液会越来越多，滞留并阻塞正常的空气通道。钠是天然的黏液化解者，通常，钠的正常分泌就是为了使黏液"容易咳出"。这就是为什么吐出的痰是咸的。

要想化解和润湿肺部的黏液，使痰容易咳出，就必须有盐。在脱水状态下，水的保护机制会发挥作用，与之相应的盐的保护机制也会同时发生作用，以便在分泌黏液时尽量保存盐，目的是在紧缩的支气管松弛下来前，身体有足够的水分和盐分，让黏液比较稀松，容易分泌。对于患有纤维囊肺病的儿童，人们应当切记盐和水的关系，不仅在黏液的分泌上，而且在肺的正常发育和功能的行使上，盐和水都有重要作用。

这就是普莱斯顿太太和利维拉博士的哮喘好转的原因。哮喘不是可以"治好"的"疾病",它是身体对脱水和缺盐做出的生理反应。如果不注意定时定量饮水摄盐,它随时都可能复发。喝完水后在舌尖上放上一点儿盐,大脑会误认为有很多盐分进入体内,它会让支气管放松。酒精和咖啡因能加重哮喘。哮喘患者应当稍微增加盐分的摄入。

尊敬的巴特曼医生：

您帮忙治好了犬子杰里米的过敏症，我谨表示衷心的感谢。杰里米只有8岁，三四年来他一直因为严重的过敏性鼻炎而大受其苦。

近来他不断感冒咳嗽，这与他的哮喘有关。大约在1995年4月28日，我们开始采用补水疗法，在吃饭前和体育锻炼前，让他喝两杯水，不喝其他饮料，此外还在他的食物中加了半茶匙盐，以便平衡新增的饮水量。

三四天后他的病情大为好转，黏液分泌得少多了，咳嗽也基本停止，打喷嚏等过敏症也完全消失。因此，我们不再让他吃"苯海拉明"（组胺H1拮抗剂）和支气管扩张药，继续采用补水疗法。

杰里米采用补水疗法大约四个半星期了，有四个星期没吃药，身体状况良好。从主观感觉上看，他的症状消失了，从客观上看，鼻涕流量的峰值也回归正常。药物引起的迷糊恍惚也消失了，他现在更清醒，学习成绩也提高了。

我要说，这种疗法对杰里米非常有效。我希望您能把这种低廉而有效的治疗方法告诉大家。

再次感谢您，巴特曼医生，感谢您建议我采用新方法治好了杰里米的哮喘和过敏症。

致敬

谢丽尔·布朗－克里斯多夫，医学博士

1994年7月18日

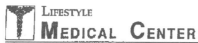

LIFESTYLE
MEDICAL CENTER

Family Medicine • Reconstruction Therapy for Back, Knee, Hand and Joint Pain • Varicose Vein Therapy

Dr. Batmanghelidj   May 24, 1995
2146 Kings Garden Way
Falls Church, VA 22043

                              Reference: Jeremy Christopher

Dear Dr. Batmanghelidj:

I am writing to thank you for your kind assistance in treating Jeremy's allergies. As you know, Jeremy is my eight year-old son who suffered for the last 3-4 years with severe allergy symptoms related to allergic rhinitis and asthma.

More Recently he has had significant coryza and coughing which is associated with his asthma. On about the 28th of April 1995, we began a program of rehydration involving his drinking two cups of water before food or exercise and excluding all other fluids. In addition, he consumes a half teaspoon of salt which is added to his food to offset the increased water intake.

Within 3-4 days he showed dramatic improvement; he no longer had severe and excessive mucus production, his coughing had virtually stopped, and his sneezing and other allergy symptoms were totally gone. Therefore we discontinued his Benadryl and Albuterol and continued his hydration program.

Jeremy has been following this program now for approximately four and a half weeks, spending almost four weeks off his medication and is doing quite well. Not only have his symptoms cleared subjectively, but in terms of objective findings, his peak flow volumes have been within normal range. His constant medication-induced drowsiness has disappeared and as a result he is more alert, and his school grades have improved.

Therefore I want to emphasize how effective this treatment has been for Jeremy and I wish you well in sharing this cost effective and very efficacious program with others.

Once again Dr. Batmanghelidj, I thank you for advising me on the new treatment program of Jeremy's allergies and asthma.

Very truly yours,

Cheryl Brown-Christopher, M.D.

1419 Forest Drive • Suite #202 • Annapolis • Maryland 21403 • (410) 268-5005

FAMILY MEDICINE

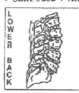
LOWER BACK

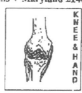
KNEE & HAND

VARICOSE VEINS

你们在克里斯多夫医生的信中读到，她儿子为治疗哮喘吃过两种药。虽然有药物，他的肺活量却只有正常值的 60%。采用水加盐疗法后，只过了一个月，他的肺活量就达到了正常值的 120%，而且没吃药。

　　艾伦·沃纳今年 10 岁，为了治疗哮喘，他吃过五种不同的药。他妈妈对我说："对于一个 10 岁的孩子来说，严格按照医嘱用药物是不现实的，吃了两天药后，他的感觉更糟了，头疼，嗓子疼，嘴疼，疲惫无力，昏昏欲睡，情绪低下，对光很敏感。"杰里米和艾伦现在都摆脱了药物。他们的父母也非常高兴。1995 年 6 月 5 日保罗·哈维在新闻广播台第一次报道了水和盐可以治疗哮喘。

　　越来越多的人知道了这个好消息。可能用不了五年，我们就可以结束这场医学灾难。由于人们对慢性脱水症无知无识，几百万无辜的儿童才大受其苦，数千儿童死于哮喘。这些儿童需要明白，呼吸困难就是因为缺水。

　　增加饮水量可以预防和治疗哮喘，我们在杰里米和艾伦的病例中可以看出，这种方法可以推广到 1200 万患有哮喘的儿童身上。人们会突然明白，把他们从"因脱水而窒息甚至死亡"的灾难中拯救出来是完全可能的。

　　只要大家愿意助人一臂之力，只要媒体愿意伸出援助之手，告诉公众水能预防哮喘，我们就能挽救那些陷入医学界的无知和商业化的圈套中的无辜孩子们。

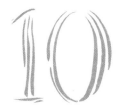

压力、脱水与新陈代谢机制

我坚信，只要让现在使用的全部病理学沉入大海，人类的处境会大为改观，但鱼要大受其苦。

——奥利弗·温德尔·霍尔姆斯

非胰岛素依赖型糖尿病

糖尿病有两种基本类型。一种需要用胰岛素治疗，因为胰脏再也不能制造出胰岛素来。这类糖尿病叫胰岛素依赖型糖尿病。另一种糖尿病需要化学药物治疗，让胰脏逐渐释放出胰岛素，以便控制糖尿病患者的病情。这种糖尿病叫非胰岛素依赖型糖尿病，因为胰脏仍然能够制造胰岛素。

非胰岛素依赖型糖尿病患者主要是中老年人，可以用"药片"治疗，它可能是大脑缺水造成的，缺水殃及了神经传递素系统——尤其是血清素系统。大脑的生理过程是这样的，起初，它自动锁住储备葡萄糖的门槛，保持对糖和能量的需求。大脑需要葡萄糖来满足自身对能量的需求，利用新陈代谢机制把它转换成水。当前的主流看法是，大脑对能量的需求全部是由糖供给的。我的看法是，只有身体缺水少盐时才会出现这种情况。要制造出水电能，水和盐不可或缺，对神经传递素机制尤其如此。

改变血糖数值的原因和机制不难理解。组胺在监管水和能量时，激活了一群叫作前列腺素（PGs）的物质。前列腺素（PGs）位于向体内细胞调配水的附属系统中。

胰脏在胃和十二指肠之间，它是一个非常复杂的腺体，它不仅制造胰岛素，还能生产大量含有重碳酸盐的水溶液。重碳酸盐溶液流入十二指肠，与来自胃部的酸相遇，发生中和反应。E型PG是一种刺激性物质，它与分流到胰脏的溶液有关，可以制造重碳酸盐水溶液，与此同时，它对胰脏分泌胰岛素有天然的抑制作用。它像一个紧凑的伺服器，为一个系统服务多，为另一个系统服务就少。

为什么呢？简而言之，胰岛素能促使钾和糖进入人体细胞。它还能促使某些氨基酸进入细胞。水与糖、钾和氨基酸一起流入受到胰岛素刺激的细胞里。水很容易从细胞外进入细胞内，但是有了胰岛素，水的流入会自动减少。在脱水状态下，胰岛素会产生反作用。人体有一种天然逻辑，它用两种方式向胰脏调配水，利用同一种物质——前列腺素E——对胰岛素进行必要的限制。于是，水既可用来消化食物，中和肠道里的酸，与此同时也能使一部分细胞严重缺水。

当胰岛素的分泌受到抑制时，体内的新陈代谢会受到严重干扰，只有大脑除外。在脱水状态下，大脑会因为胰岛素受到抑制而受益。大脑细胞的功能并不依赖胰岛素，而身体其他部位的细胞却有赖于胰岛素发挥正常作用。只要明白了这一点，我们自然会做出这样的推断：严重的慢性脱水症会引发非胰岛素依赖型糖尿病。为什么叫它非胰岛素依赖型糖尿病呢？因为身体仍然可以制造胰岛素，虽然要借助化学物质来促进胰岛素的分泌。

在脱水状态下，胰岛素（的分泌）会受到抑制。这说明胰腺的主要作用是为消化食物补充水分。胰岛素受到抑制是胰腺要必须适应脱水状态。

色氨酸和糖尿病

色氨酸不是三言两语就能说清的，这个问题太复杂。但是，读者要领悟本书的观点，就得对这种氨基酸有所了解。请大家记住，身体是一座复杂的化工厂，原料的流量稍有变化，它都很敏感。

身体缺水少盐时，大脑能够自动调控。它可以增加血糖的含量。糖的含量增加了，身体才能保持渗透机制的均衡，这就像医生使用含有糖和盐的静脉注射液使病人恢复活力。还有一个需要讲清的简单问题：调节细胞外的液体流量有赖于渗透力，提高渗透力就得提高盐和糖的含量，有时还有尿酸的含量。

但是，在胰岛素依赖型糖尿病中，盐可能严重不足。在这种情况下，大脑别无选择，只能用增加糖分的方法来弥补盐分的缺失。这是一个自动的过程，因为大脑受到色氨酸的直接或间接控制。这表明，色氨酸是身体不可或缺的基本物质，它可以转换成三四种最重要的神经传递素。目前医学界的认识仅限于此。

就胰岛素依赖型糖尿病而言，人们应当特别注意，一定要摄入足量的蛋白质，以弥补色氨酸的不足；色氨酸不足可能是疾病（糖尿病）的根本原因。为什么呢？脱水使大脑中的色氨酸耗损严重。大脑中的色氨酸是人体里最重要的氨基酸。色氨酸能提高人对疼痛的忍耐力，大脑里的色氨酸充足，人才能忍受疼痛。

★某些动物患有糖尿病，它们大脑中的色氨酸会大量减少。

我要再次强调：保持细胞外液体的平衡，增强渗透力，盐、糖和尿酸不可或缺。保持细胞外液体渗透力的平衡，盐的作用最大。色氨酸具有调节功能，它依附于神经传递系统，能够检验和调整体内的含盐量。血清素、色胺、褪黑激素和吲哚胺都源于色氨酸，而且都是神经传递素。因此，大脑中的色氨酸是天然的调节器，调节着盐分的吸纳。色氨酸越少，身体储备的盐就越少，神经传递素的数量也越少。

RA 系统是一种备份机制，它能促使盐的存留，弥补体内盐分的不足。色氨酸不足或日益衰减，依赖于色氨酸的神经传递系统就会降低参与程度，组胺及其 RA 系统就会活跃起来。因此，低盐食品对于校正高血糖没有好处。

★要想降低血糖，不妨稍微增加盐的摄入量。

色氨酸是一种非常重要的氨基酸，可以纠正 DNA "输出"过程或复制过程中的错误。它同另一种氨基酸——赖氨酸——一起构成一个桥梁系统（赖氨酸 - 色氨酸 - 赖氨酸三脚支架），可以切碎 DNA 文本中不准确的地方。色氨酸的这种特性非常重要，可以防止身体中癌细胞扩散。

大脑中的色氨酸得到补充后，组胺运行系统恢复到初始状态，不再承担过多职能。于是，身体中的盐分调节得比较充分，对疼痛刺激比较敏感，胃酸分泌恢复正常，血压也恢复正常，能够满足身体各种功能的需求。肾、大脑、肝、肺、肠胃的消化活动、神经细胞"莲状喷头"的滤水功能、关节等，都将发挥正常作用。

行走与大脑中色氨酸的储备有直接关系。氨基酸有好几种，它们争相跨越天然屏障进入大脑。它们"驾驭"同一种转运蛋白质。这些想要转化成色氨酸的竞争对手们可以归类于分支链氨基酸（BC 氨基酸）的名下。人们在锻炼身体时，BC 氨基酸与脂肪成为肌肉消耗的燃料。肌肉从流动的血液中选取氨基酸。肌肉偏向于色氨酸，色氨酸能跨越血液 - 大脑 - 屏障（blood-brain-barrier），进入大脑。锻炼身体的主要生理价值是让肌肉运动与大脑中的色氨酸储备建立起直接的联系。

★大脑中的色氨酸及其副产品——各种神经传递素系统——有维持"身体平衡"的责任。大脑中的色氨酸数量正常，身体的各种功能就能保持均衡。"身体平衡"就是这个意思。大脑的色氨酸供给量少了，身体功能的效率就会降低。

沮丧和精神紊乱是大脑中的色氨酸不平衡造成的。人们用 Prozac（盐酸氟氙化合物——一种治疗抑郁症药物的商品名称）

治疗某类精神病，尤其是抑郁症。血清素是色氨酸的副产品，能被酶分解，Prozac 可以阻止酶。有了血清素，所有神经才能正常地发挥作用。但是，色氨酸是不可或缺的，Prozac 不能代替它。人们只能通过调整膳食结构和定量饮水来补充体内的色氨酸储备。

　　色氨酸通过传输系统进入大脑。我的研究表明，饮水——即血液稀释——与传输系统的效率有直接关系。缺水和组胺的释放会加速色氨酸在肝中溶解。饮入足量的水才能控制色氨酸的增长和没有效率的新陈代谢。慢性脱水会减少体内的氨基酸储备。人体不能制造色氨酸，只能通过进食来摄取。色氨酸是一种重要的氨基酸。因此，只有补充水分、锻炼、调整饮食，才有助于补充大脑中的色氨酸储备。

　　还有一个重要问题必须记住，即蛋白质是怎样制造的，怎样新陈代谢的。氨基酸聚合在一起才能生成蛋白质。所有蛋白质都是由 20 种氨基酸 (AAs) 制造出来的。每种蛋白质有不同的 AAs 组合。组合顺序不同，蛋白质的特性就不同。根据顺序和数量，某类组合具有酶的功能，成为生产其他蛋白质的流水线和水电泵的发动机。

　　酶和体内蛋白质中的 AAs 有自己的特点和"顺序特征"，它们调节着身体的所有功能。有 8 种重要的氨基酸是人体不能制造的，必须通过进食来摄取。有 3 种氨基酸是身体可以制造的，但数量有限，有时甚至很稀少。还有 9 种氨基酸是身体可以大量制造的。如果储备在人体中的氨基酸出现大幅变动，超出一定范围，一些氨基酸就会被处置掉（要么被分解，要么被消耗），以便使氨基酸储备保持在正常范围内，用于制造蛋白质和酶。人在精神抑郁时，一部分氨基酸可能被处置掉，色氨酸是其中之一，而它是非常重要的。

但是，人不能想消耗哪种氨基酸就消耗哪种氨基酸，即使他明白氨基酸失衡会导致复杂的后果，也无能为力，他无法维持氨基酸储备库的均衡。他必须消耗掉所有氨基酸，才能适时建立新的“储备库”。但是人们可以采取某些预防措施，多吃含有大量氨基酸的蛋白质。有些蛋白质的氨基酸含量可能不足，例如，保存过久的肉类。最好的蛋白质储藏在萌芽期的植物中，比如，小扁豆、谷物和大豆等，还储藏在鸡蛋和牛奶中，它们是大自然的造物，可以让鸡和奶牛哺育后代。

小扁豆，特别是青菜豆，是良好的氨基酸储备库。它们含有 28% 的蛋白质，72% 的复合碳水化合物，而且不含油。这类食物是天然的储备库，氨基酸比例适当。这些优选“食物”毕竟是大自然的造化，为的是让它们繁衍后代，“完美无缺”地复制出自己的子孙来。均衡的氨基酸储备是生命的开端，也是生命育化过程的组成部分。

得了胰岛素非依赖型糖尿病，就得增加饮水，加强锻炼，控制饮食，为修补组织（包括修补大脑组织）提供必要的氨基酸。盐的调节也应当牢记在心。有些病能殃及后代，由缺水症引起的糖尿病就是一个例证。人们经常看到中老年人因为缺水得了糖尿病，这种病往往是可逆转的，但是，如果病情严重，损害了组织，就会遗传给子孙后代。至于青少年糖尿病患者，组织遭受永久性损害前，预防和治疗方法与中老年人的方法是一样的。应当记住，父母的遗传基因有复制机制——尤其是母亲的遗传基因——如果受到氨基酸储备库不平衡的影响，就会遗传给后代。基因受损和遗传紊乱就是这样来的。你们将在下面几段文字中了解到这种病的典型过程。

胰岛素依赖型糖尿病

对于胰岛素依赖型糖尿病患者来说，他们的胰脏细胞丧失了制造胰岛素的能力。要想控制糖尿病，就必须每天定量注射胰岛素。人们对这种疾病了解得比较清楚。

在分解蛋白质、运用氨基酸储备的过程中，可的松的释放机制也在起作用，它能促使 IL–1（inter–leukin）的分泌。IL–1 是一种神经传递素。可的松的释放机制和 IL–1 的生成互为表里，相互促进，即一种物质的分泌促进另外一种物质的分泌。IL-1 还能促使另一种附属物的分泌，这种附属物叫 IL-6。也就是说，IL-1 的生成能促使 Il-6 的生成。

细胞组织的培养表明：IL-6 能够破坏生产胰岛素的细胞里的 DNA，受到 IL-6 侵扰的细胞不能再生产胰岛素。我认为（我已将自己的观点发表），β 细胞是生产胰岛素的，这种细胞的 DNA 遭到破坏可能是因为持续缺水和无法遏制的氨基酸代谢紊乱。因此，脱水症和脱水引起的精神压抑可能是胰岛素依赖型糖尿病的根本原因。

因此，只要改变认知模式，我们就可以科学地解释水的预防和治疗作用。只要每天严格定时定量饮水，防止精神压抑和脱水造成的损伤，色氨酸和神经传递素的派生物，血清素、色氨酸和褪黑激素——它们是身体健康的主要督导者和管理者——就能正常调节身体的各种功能。食物中的氨基酸和蛋白质搭配得当才能保证营养的均衡。每天定时散步能使肌肉得到锻炼，校正焦虑和情绪"抑郁"引起的生理问题。

★ 要想抵御衰老，上述三点至关重要。它们是保持身体健康和皮肤滋润的重要步骤。皮肤需要经常补充水分，替代不断散失到体外的水分。只有这样，脸部和身体的血管才会充分舒张，为裸露的皮肤细胞提供必需的营养。

　　★从生理上讲，身体有足量的水分，才有足量的激素，性生活才能满意，利比多能量才能得到充分的发挥。在行"房事"前喝一两杯水，男人的性器官会更硬，勃起的时间更长，女人才会陶醉。

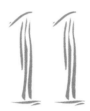

最简单的医疗办法

你不能用逻辑推理纠正一个心怀偏见的人，他不会因此改变主意。

——培根

使用 8 盎司的水杯，你一天最少得喝 6 杯水。

酒、咖啡和含有咖啡因的饮料不是水。

根据对胃溃疡病人的临床观察，饮水的最佳时间是在进食前——早、午、晚三餐前半小时。饭后两个半小时后再喝等量的水。这是人体所需的最低量。为了不亏欠身体，大餐之前或睡觉之前，应当多喝两杯水。

只要渴了就应当随时饮水。随着饮水量的增加，饮水机制的效率会大大提高。身体对水的要求可能会超过上述最低量。

把喝水的时间调整到饭前，可以防止血液因进食而变稠。黏稠的血液会吸收细胞周围的水分。

对脱水者来说，水是最实惠的药。身体脱水貌似无关紧要，但迟早会引起大病。关注并调整日常饮水，可以防止现代社会里出现的大部分疾病。

我们把威廉·格雷的信收在本书中，这是一个很好的例证，它说明水是一种良药，可以治疗各种慢性脱水并发症。由于原信的篇幅较大，与本书的页面尺码不相符，因此我把它重新打印出来。大家将会看到，格雷先生是一个很有学识的人。此人独具慧眼，仔细观察了慢性脱水症可能引发的各种并发症。因此，我将他的信放在这一章中，以供大家借鉴。我希望大家记住一个简单的事实。一杯水具有天然的神奇效果，比任何药物都有效，我在本书中解释过多种疾病的起因，而你们的头脑中有许多错误的用药观念。但是，我不是卖水的！

尊敬的巴特曼博士：

　　一年前马塞尔·泰沃兹把您的书作为礼物送给我，我读后获益匪浅。我的健康也大为改观，虽然现年52岁了，但身体棒极了。没读您的书前，我的情况大不一样。马塞尔古道热肠，他鼓励我把饮水视为生命的组成部分。

　　现在许多人觉得我非常成功，身体健康，体重正常，力气超人，耐力异乎寻常，运动成绩在平均水平之上，饮食结构优良（吃大量新鲜蔬菜和各种谷物，很少吃肉，也很少吃动物产品或加工过的食品）。但在过去50年间我患有多种疾病，包括十二指肠溃疡（19岁时），消化不良、大肠和排泄都有问题（19岁到51岁），食物过敏（12岁到17岁），慢性瘘管感染（5岁到51岁），严重的慢性腰疼（13岁到51岁），情绪不稳定、精神紊乱（6岁到51岁）。

　　我利用所学的知识一直在寻找解决办法，这就更令别人迷惑不解。35年来我一直在寻找答案，用过各种办法：注意饮食、调整饮食、锻炼、瑜伽、默想、信奉传统宗教、精神疗法、针灸、传统医药、脊椎指压疗法、按摩、喝雷基酒、反向平衡、12步程序法、阅读保健类图书、听保健课，例如，伊斯特-霍夫曼四联疗法（Est and Hoffman Quadrinity Process）。

　　当然，不少文章大谈特谈大量饮水的重要性，我读过很多这类文章。6年前，我甚至投资搞渗水过滤器，希望改善水的味道，促使我多饮水。但我从来没有尝试过水疗法。没读您的书前，我觉得所有饮料都不错，尤其是茶和咖啡。

读您的书时，我的背部有慢性神经损伤，两年来我一直不能打高尔夫球或网球。我的手臂只能伸展到两年前的1／3。我那时在肉体和精神上都处于低潮。

我从来不喝酒，每天吸烟不超过5支。但是，我发现自己总是想着咖啡因、烟和酒。我经常求助于脊椎指压法医师、骨科医师和按摩师，但15年来，没造访过医药医生。在一筹莫展之时，我求助于一位医学博士，他给我开的处方是缓解精神压抑的药物、缓解疼痛的药物和放松肌肉的药物。服了这些药后，我昏迷达16小时之久，于是我停了药。几星期后，马塞尔来我家吃饭，他把您写的书送给我。

我在自己的日常饮食中增加了2～3夸脱水，一个星期内我就发现：

我的神经伤痛消失了，能够锻炼了。

消化不良和胀气现象少多了。

抽烟喝酒的欲望和故意克制大为减少，甚至消失了。我不再费神克制抽烟、喝酒和超量饮用咖啡因的欲望。

我的精力又旺盛起来了。

我的思维和工作效率提高了。

您可以毫无顾忌地引用我的病例供人参考。我愿意同任何人在任何时间交谈。

威廉·E.格雷

1994 年 11 月 2 日

普通自来水是良好的水源，除非有证据表明它受到化学品和重金属——比如铅——的污染。自来水经过氯气处理，氯是一种杀菌剂。据说，超市出售的"瓶装水"在装瓶时加了臭氧。臭氧也叫"超级氧"，可能也有灭菌作用。如果开瓶后及时饮用，瓶装水是一种很好的水源。如果你担心水源受到污染，或者含有杂质，害怕喝了不安全，你不必着急，在厨房的水龙头上加装一个过滤器即可。有些炭过滤器或陶瓷过滤器效率很高，可以省去到商店买水的麻烦，你不必每天提着水桶进进出出。

在发达社会，饮用水受污染迟早会成为普遍现象，经过过滤的自来水必须达到"使用"标准。在当前各地财政收入普遍下降的情况下，用城市管道系统输送高质量的饮用水未免过于昂贵，因而是不大可能的。用高质量的饮用水洗车、浇花也是不切实际的。

如果一个人不喜欢自来水的味道，而家里恰好断了水源，他就不得不因为自来水有异味而停止用水——这是一种强加给自己的偏好。一般情况下，水有"异味"是因为水中含有氯气。大多数出售净化器的代理商都利用含氯自来水大做文章。他们还说，自来水里有钙，并把这种水称为"硬水"。

如果我们给开口瓶灌满水，把它放进冰箱里或厨台上，溶解在水中的氯就会蒸发，异味就没了，水变"甜"了，味道很美。所有饭店都是这样为顾客提供水的——先把水灌进一只冰镇大杯里，用的时候把水倒出。至于钙，除非水的含钙量过高，否则是安全的，不仅安全，而且是身体所需的廉价钙的来源。我们知道，不少中老年人患有骨质疏松症，钙已经溶于水，我们不必为预防骨质疏松症去药店买钙片。

你什么时候发现自己得了骨质疏松症，怎样发现的？实际上，在你发现前，骨质疏松已经存在多年了。能量储存在细胞的钙分子之间，也储存在骨骼的钙分子之间，当水电能储备被消耗得青黄不接时，人体就会消耗钙分子之间的能量。钙分子与钙分子相互分离时，就释放出三磷酸腺甙（ATP）。三磷酸腺甙是可以交换的能量单元。分离的钙分子会被排出体外。当水分子与钙分子相互分离后，身体对储存在钙分子之间的能量需求就会减少。骨骼是一个巨大的能源储备库。身体是能够利用这个能源库的。

即使水里溶有大量钙，也不可能对身体造成危害。身体有一种极其微妙的需求调节机制，能从胃肠里吸收各种元素。并不是所有溶解在硬水中的钙都会进入系统中。最近一项调查表明（这个调查是在别的国家进行的，当地只有硬水可供饮用），虽然有些人不得不喝含钙量很高的硬水，这种水却没有害处。

采取这种防病法，只要在饭前喝水，就不必为控制这种或那种疾病严格实行饮食禁忌。但是，我要奉劝大家少吃油腻的和油炸的食品。脂肪可以转换成脂肪酸。脂肪酸在血液里流动时，会替代附着在清蛋白上的色氨酸，并被储存和保护起来。肝会攻击并破坏游离出来的色氨酸，如果游离色氨酸超过全部色氨酸的20%的话。有时，脂肪含量过高的食品会把身体里储备的色氨酸消耗殆尽。这就是脂肪食品不利于健康的主要原因之一。

并不是所有脂肪酸都有害无益。就最低限度而言，身体每时每刻都需要两种重要的脂肪酸，而这两种脂肪酸是身体不能制造的。一种叫阿尔法－亚麻酸，缩写是 LNA，也叫 $\Omega-3$（Omega 3 oil），另一种叫亚麻酸，缩写是 LA，也叫 $\Omega-6$（Omega 6 oil）。身体需要这些脂肪酸来制造细胞膜、激素和神经覆盖物（膜）。进入身体的其他脂肪都被当作能量消耗掉了，唯有 $\Omega-3$ 和 $\Omega-6$ 存留下来，它们只能用来制造激素、细胞内膜和细胞外膜。神经膜受到损害时会引发某些疾病，要治疗这些疾病，就必须定期服用这些重要的脂肪酸。

亚麻籽含有丰富的 Ω-3，市场上出售的亚麻油就是用亚麻籽榨取的。亚麻油也含有 Ω-6。红花油和葵花油的 Ω-6 含量更高。亚麻油在市场上随时都能买到。"乌杜的选择"很快就会出现在美国市场上。乌杜·伊拉斯姆博士是《治病的脂肪，杀人的脂肪》一书的作者，他经过多年研究，开发出一种混合油，能够满足身体的各种需求。"乌杜的选择"包含：亚麻油、葵花油、芝麻油、大米胚芽油、小麦胚芽油、燕麦胚芽油、卵磷脂、维生素 E 和三酰甘油。每天食用 6~8 克（一汤匙）混合油，就能满足身体需要的全部重要脂肪酸。要想详细了解这种油，请拜读他的大作。

脱发、不育、衰弱、视力受损、生长延迟、湿疹、肝受损、肾受损和其他衰退性疾病都与身体内重要的脂肪酸缺失有关。

轻松睡眠：你晚上失眠吗？不妨先喝一杯水，然后在舌头上放一小撮盐。根据我的体验和对别人的观察，几分钟后就可以睡着。我估计，盐与水改变了大脑的放电率，诱使人进入睡眠状态。请记住，不要让盐接触上颚，否则人会上火。夜晚上床前喝一杯酸奶也有助于睡眠。它的作用就像一片安眠药。

防止昏厥：如果你在洗澡时经常有昏厥感，那是因为皮肤下的血管受到热水的刺激巴特曼后开始张开，但储存在体内的水分不足以到达大脑。沐浴前要喝水。如果你站起来时感到眩晕，就多喝一些水，并增加盐的摄入量。

防止心脏病发作：我的一位朋友被送进医院，他心脏病突然发作，而后心脏停止跳动。他晕倒在办公室里，人们不得不采用人工呼吸法。由于心跳停止了，氧气不能送达大脑，他得了神经并发症。据他的家人说，心脏病发作前几天，他的胸口就隐隐作痛，痛感还传到了左臂，他没有在意，以为会自动消失。他的错误使自己和家人陷入困境，大家都很悲伤，病后护理也是一大难题。

如果他知道传到胳膊上的绞痛是晚期慢性脱水症的并发症，如果他每天增加饮水量，就不会遭受这种灾难式的、不可逆转的伤害。假如你有心绞痛的经历，为了那些爱你、关心你的人，切记增加日常饮水量，而且要锻炼——散步，散步，散步！

尿的颜色：正常的尿色不应当发暗。理想的尿应当是无色或淡黄色的。如果尿是暗黄色的，甚至是橘黄色的，那就说明你在脱水。这意味着肾正在为驱除体内的毒素而拼命工作，所以尿的颜色才又重又暗。尿色发暗是脱水的明显标志。

有希望治好痼疾吗？

前面的讨论是针对疾病预防的。我告诉大家的是经过科学研究的，是建立在临床观察上的，许多疾病是由慢性脱水症引发的。

我的目的是用新观念武装大家，让大家对疾病的预防有所了解。但是，你们可能已经受到脱水的危害，希望扭转这种趋势。我希望你们的病情还没有达到不可治疗的地步，有些疾病还是有希望治好的。当然，我不能开出包治百病的万能药方。我们只能寄希望于确立正确的认知模式。

不要忘记，在生命的所有阶段，我们的身体都受制于时间，是各种化学反应的产物。只要方法正确，就可能改变某些化学反应，但不是所有化学反应。首先，如果你现在被水"淹"了，不要幻想这种状态可以改变。这是不可能的！身体的细胞就像海绵，需要过一段时间才能更好地吸纳水分。还不要忘记，有些细胞膜不会让水轻易地透进渗出。如果你的肾过滤的水分过量，肺部会首先显示出"水分过量"的表象。如果你的肾因为长期和持久脱水而受到损害——一个人若丧失了渴感，这种症状就会自动出现——饮水量不足，你却依然觉得安然无事。

如果你的肾必须不断收缩，排出"有毒"化学物质——这些毒物在体内长期积累，使脱水日益严重——你就得格外当心。此时，你必须服用药物，接受专业人士的治疗。你不能停止用药，只用水来解决"人体的化学问题"。你应当用几天时间准确估算自己的正常饮水量和排尿量。你可以每天增加一两杯水，计算一下排尿量。如果你的尿量开始增加，就可以加大饮水量。如果你服用利尿剂，请记住，只要肾能正常工作，水是天然的、优质的利尿剂。我的看法是，如果病人能够排尿，而你给他开的处方是服用利尿剂而不是增加饮水量，那就是无知无识的伪科学。

在医学界，当前的时尚是自发地、不分青红皂白地使用利尿剂、钙阻塞物、β—阻塞物和抗胆固醇药物。福克斯先生曾把它们当作典型的例子。为什么呢？很简单，这种"医学科学"是建立在毫无指望的错误认知模式上的。当今的临床医学有问题，它把病人的信任和行医执照建立在错误的"基础知识"上，水的新陈代谢紊乱很可能是致病的原因，而许多人对此一无所知。

这就是我受的医学教育，后来我才发现自己无知。读了我的书后，朱利安·惠特克博士在 1994 年 10 月的《健康与治疗》上公开发表了一封信，有 55 万人读到了它。他说："我在医学院学到的是，水对身体并不重要……水是无活性的，只是存在而已。"有人告诉我，他奉劝就诊的人用水治疗慢性脱水症。你们的医生接受了同样错误的教育，不了解人体对水的需求。既然你们明白了，就应当告诉他，他给你们看病时错在哪里。请他观察你是怎样调整饮水和进食的。如果他不明白你的意思，你就应当把你了解的慢性脱水症知识告诉他。即使他置之不理，认为你知其然不知其所以然，你也不要因此而放弃。

身体有一种恒常的压力，既要保有盐分，也要保有水分。要排出多余的盐分，就得增加排尿量。只要循序渐进增加饮水量，多余的盐分是可以排出的。如果尿量下降，腿和眼睑出现了浮肿，饮水量的增加就应当与排尿量的增加互为表里。当眼睑和脚踝的浮肿出现减弱迹象时，才可以增加饮水量。我最关心肺部有没有积水。所以，我要求准确计量液体的摄入量和排尿量，只有这样，你才能查验出增加饮水量、减少咖啡和茶的摄入量的效果。

愚不可及的无盐饮食

盐是身体中最重要的成分之一。按重要性排序，氧、水、盐、钾位列前茅，它们是人体赖以存在的基本元素。大约在公元75年，普利尼说过盐"是人类的第一大补"。他说得对。请看，人体中大约有27%的盐是以晶体的形式储存在骨骼中的。因此，缺盐可能也是骨质疏松症的起因之一。血液必须保有一定盐分，如果盐分不足，就会从骨骼中汲取。

盐的摄入量不足，酸就会在部分细胞中聚积。细胞中的酸度含量过高，就会损害 DNA 的结构，在部分细胞中引发癌症的萌芽。试验表明，许多癌症患者的身体中盐的含量较低。我将在下一本书《癌症和抑郁症 ABC》中详细解释水和盐的基本功能和防癌作用。

我再重复一遍：只有吸纳盐，才能保住体内的水分。一部分水从这种"水肿液体"滤出，穿过细胞膜进入一部分细胞中。这和水的净化原理相同。有些社区不能直接获得淡水，自来水厂便用反向渗透法为它们制造饮用水。所以，血压高时可以采用增加过滤压力的方法，这是十分必要的。

请注意：如果饮水量增加了，盐的摄入量却没有增加，身体就会缺盐。一连几天饮用6杯、8杯甚至10杯水后，就得考虑在饮食中增加盐。如果你在夜晚感到肌肉抽筋，请记住，这就是缺盐。肌肉不运动但抽筋，往往意味着身体缺盐。还有，眩晕和昏厥可能也是因为身体缺水少盐。出现这种情况后，你就应当增加维生素和矿物质的摄入量，包括蔬菜和水果，它们含有溶于水的维生素和矿物质。如果你在控制饮食，在减肥，尤其应当这样做。

我用一种简便易行的方法计算盐的摄入量。如果每天饮10杯水（大约两夸脱），应当加半茶勺盐。一茶勺盐大约6克，半茶勺盐大约3克。当然了，前提是人们必须确认肾脏能制造尿。否则，身体就会肿起来。如果你觉得皮肤和踝部发肿，请不要惊慌。你不妨在几天之内减少食盐的摄入量，增加摄水量，直到腿部的浮肿消失。你还应该多活动，多锻炼。肌肉活动会把过多的液体压挤到流通的血液中，一部分盐随着汗水和尿液一起排出体外。另外，不要采用一个姿势长时间坐立。

胡萝卜（为了摄取 β–胡萝卜素）是饮食中的必需之物。β–胡萝卜素是维生素 A 的前身，它不仅有利于视力，也绝对有利于肝的新陈代谢。橘子汁里含有钾，身体摄入的液体应当包含它。但请注意，橘子汁并不是越多越好。饮用橘子汁过量会惹来麻烦。如果身体中钾的含量太高，组胺就会增加。为了帮助人们摆脱哮喘顽疾，我曾提出一个简明的建议，要求他们限制橘子汁的摄入量，每天只饮一杯，最多两杯——其余的都用水代替。

在本节中我要告诉大家，许多常用药都直接或间接地具有较强的抗组胺作用。几种烈性药适合精神病患者和抑郁症患者。市场上销售的许多抗抑郁药物都是抗组胺药——因为价格低廉，有些胃肠学家也用它们治疗溃疡病人。这类药在市场上很多，它们比传统的 H2 阻塞剂便宜，这是市场竞争的结果。

我把问题挑明了，制药企业明白组胺在人体中有什么作用。它们没有告诉我们组胺能够调节身体中的水分。它们是商业企业，对兜售自己的产品感兴趣。下一次医生给你开药时，你应当问一问这种药有没有抗组胺作用。抗组胺药物对骨髓和人体免疫系统影响极大。

保健体系和我们的责任

当身体出现脱水的早期症状，却因"医学上的无知"而耽误了，保健医生就有责任帮你恢复健康，减少化学药品，治好脱水症。当脱水症影响到生理过程时，你应当搞清楚医生对水的新陈代谢和缺水信号是否有所了解。医生要对你负责。作为医生，他必须更新知识。你有责任帮助医生了解新的模式。你也有责任改变医疗保健系统，让它为你服务，而不是为管理者的商业目的和政治目的服务。

有必要通过一部法律，先把脱水视为病因，而后再采用药物疗法或介入式疗法。首先应当让病人充分补水，经过几天观察后，才能考虑是否采用药物。对于脱水症患者来说，服用药片的水会立即生效，而且比药片的化学作用大得多！我曾经说过，人们没有意识到缺水是致病的原因，但在服药时会看到"安慰"效果，于是就以偏为正。你们现在登上了"竞技场"。你们应当用知识为人类谋福利，并把水分新陈代谢的新模式运用到日常医学实践中。

国家省钱

如前所述，只要广泛采用和实行新的治疗模式，全社会就能节省一大笔不必要的保健开支。高血压和与之相关的心血管疾病每年耗费国家1000亿美元，背痛每年给社会带来800亿美元的损失。风湿性关节炎使2000万中老年人备受折磨，并让国家每年花费上千亿美元——这几个大数目就足以说明问题。1992年的保健费大约是8500亿美元，其中有50%至60%被误用了，因为人们对脱水症及其信号系统（身体缺水的表象）的认识是错误的。

科学上的错误认识由来已久，只要稍加纠正就可以扭转国家的预算赤字。不管怎样，认识模式的转变可以造就一个更健康的社会。据估计，美国2000年社会保健费用将达到16000亿美元，2010年将达到国民生产总值的28%。即使增长这么快，还有将近5000万人交不起日益增长的医疗保险，看不起病。医疗费用在螺旋式上涨，人们却苦于找不到"解决办法"，认知模式的转变将扭转这种趋势。

我请你们把本书的内容告诉自己的亲戚和朋友。你会让他们受益匪浅。只要你们积极响应我的请求，你们就是在帮助国家减少至少 60% 的医疗费用。在 20 世纪即将结束前，人们依然会采用慢性毒药治疗脱水症，这就是犯罪！

我有一个请求。如果本书对你有所帮助，请给我回一封短信，告诉我你的病情，以及增加饮水对你有什么帮助。我们要尽可能多地记录下有关慢性脱水症的信息。它是一门非常年轻的学科，需要所有试用过这种疗法的人来支持。许多人面临同样的问题，他们因为局部脱水而遭受痛苦，却不知道病因在哪里，你们可以为救助他们出一把力。就像收入本书的那些信件，你们的支持可以照亮别人的未来之路。

结束语

前面讲述了治病的生理学方法，依靠这种方法，我们才有可能坚定自己的立场，在 20 年内消灭世界上的主要脱水症。公众必须要求改变治疗模式，采取这种新模式，以便从"科学的"谬见中解脱出来，医药企业在保健系统中竞相逐利，这些谬见是利益驱动造成的。面对身体发出的缺水信号，医学界的同仁们再也不应不加区辨地滥用药物，应当放弃介入式疗法。

1990 年简明医学基金会给美国医学会主席和全体委员发去一封邀请函，请他们与在职的医学同仁一起讨论怎样改变人体内的水代谢模式问题及其研究报告。这封信发表在《简明医学科学》1991 年第 1 期上。本书把这封信和美国医学会成员们的信附在后面。现在我要通过美国医学会会员们的信件，讲一讲我在治疗脱水症上的研究成果。

你们必须花气力把这份邀请函推荐给你们的医生和社会医疗体系的管理人员。我们掌握了充分的科学信息，足以要求对现行医疗体系做出必要的变革。请不要对其他人的痛苦和遭遇无动于衷。请大家坚定地站起来，阻止现行医疗体系的毒刺，许多人还不知道慢性脱水症是人体大部分严重的、衰退性疾病的根源。你们看，人体在缺水时会发出各种各样的复杂信号，美国医学会却用缄默不语的方法掩盖自己的无知，把它变成对付公众的毒刺。下面几封信都是针对这件事的。

亲爱的塔珀博士：

需要看病但心怀不满的公众对临床医学的现状颇多微词，纳税人不得不忍受医疗费用的螺旋上涨。6月11日，凯瑟琳·沃林在《巴伦》上发表了一篇文章，进一步反映这个问题的前景暗淡。实际情况似乎并非全无指望。只要对人体生理机制的认知模式稍做变更，并把它运用到临床医学中，眼前的无望局面就会充满希望，就有可能用科学的方法解决各种问题。我谨简述一下新的认知模式的要点。

人体在水调节方面有一个大问题，它是由逐渐丧失渴感造成的。这个问题在临床实践中经常遇到，无需多加解释。《刺血针》在1984年11月3日发表了一篇社论，1984年9月20日刊登了帕迪·菲利普斯的文章，为了消除人们的怀疑，随信附上这两篇文章。对人体来说，水是非常重要的，失水必然会留下一些痕迹，这些痕迹足以说明问题。一方面身体缺水，另一方面人们却没有充分注意到复杂的摄水系统和分配系统，反而采用化学药物对系统内的调水机制进行不正当的干预，这不符合患者的利益，当这些系统发出明确的信号时，问题就更加严重！

《简明医学科学》刊载了我的报告和摘要，我的报告专门论述了神经传递素和组胺，并对相关问题做了详细阐述。作为一名具有同情心的同仁，我请您严肃认真地看一看改变了的认识模式。您身居领导职位，肩负着本专业同仁们的信托，您能否邀请他们研究一下转变了的模式，并把它运用到疾病的护理中？我的临床经验和理论研究表明，人们在科研中一直把注意力集中在人体内的溶质上，现在则应当转移到对溶剂和各种系统的紊乱上，因为系统紊乱说明溶剂的新陈代谢出了问题。模式的改变将为有效解决重大社会保健问题铺平道路。

根据目前流行的认知模式，医生误诊了简单的缺水信号，采用了药物产品，这既不能满足人们的需要，也不能治好慢性脱水症，而且还有损医生的声誉。我们大家都不愿生活在缴不起税的社会里，这样的社会既荒谬又不利于公众，而这一切却是因为一个生理科学上的基本错误，并由此引起一系列复杂的后果。只要专业人士希望有条不紊地改变认知模式，现在就是采取行动和抛掉偏见的时候。长期沉默不语，犹豫不决，自以为是，临床实践者和政策制定者甚至在心理上拒绝改变认知模式，只会在不远的将来遭到公众的尖锐批评。

我郑重提议，请您邀请同仁们采用新的认知模式，我希望我的提议反映了一个专业人士的坦诚、良好的意愿。我欣然期待着人们能够渐渐改变自己的认识。但是，本基金会根据有关的科学情报，认为目前的临床实践仍在维持现状，这不符合社会的最大利益。因此，我们请您做出安排，请美国医学会的成员们评审我们提出的认知模式，并予以采纳。

模式的转变是有科学依据的，它符合社会保健的需求，为治疗疾病提供了多种可能的途径。我诚心希望您能在推行新的认识模式方面取得成功。您的意见会扫清进步的障碍，为满足公众的需求和新模式的确立指明方向。

祝好！

F. 巴特曼

简明医学基金会

1990 年 7 月 24 日

下面是 C. 约翰·塔珀博士（医学博士），美国医学学会主席信件的原文：

亲爱的巴特曼博士：

本信是对您的 7 月 24 日来信的答复。您的观点涉及水调节和身体缺水问题，特别是中老年人的身体缺水问题。我将把您的意见转告给我们的会员。

感谢您把您的工作通知我们。

祝好！

C.约翰·塔珀，医学博士

1990 年 8 月 28 日

我认为，这封信对推进医学事业没有诚意。我决定将我的信和塔珀博士的复信刊登在基金会的学刊上，并给新当选的美国医学会主席荣格博士寄去一份副本，同时附上下面的信：

亲爱的荣格博士：

寄上一份 1991 年的《简明医学科学》学报。1990 年，我们请美国医学会评审我们在人类应用医学方面公开发表的认知模式。我们认为，当时的美国医学会主席塔珀博士的回答语焉不详，缺乏实质性内容。我们当时决定把我们的邀请函和复信的原文发表在 1991 年的《简明医学科学》上。通过模式的转变，我们找到了一种有科学依据的、治疗部分疾病的办法，并向美国医学会做了通报，这件事有案可查。美国医学会是一个有资格的医学机构，它的工作就是找出更简明的治病方法。对新模式的评审可以向公众提供更简明的治疗方法，现在你们可以自行判断，美国医学会为什么不做调查，为什么不能提出更简明的治疗方法。公众迫切需要一种既优且廉的保健体系，医学界曾经宣过誓，要为他们提供这种保健体系。

祝好！

巴特曼
1991 年 8 月 21 日

我收到了罗伊·施瓦兹博士以美国医学会名义写来的下述信件：

亲爱的巴特曼博士：

谢谢您在 1991 年 8 月 21 日写给约翰·J.荣格博士的信。我将把您附上的《简明医学科学》学报提交给美国医学会的科研人员，让他们了解有关信息。美国医学会对您的努力和提供的信息表示感谢。

祝好！

美国医学会副主席，罗伊·施瓦兹，医学博士毋庸讳言，美国医学会没做任何事情来防止使用化学药品治疗人体的慢性脱水症。除非人们强烈反对继续使用这根"毒刺"，否则，社会将继续遭受疾病的折磨，并在这场较量中惨败。

著作权合同登记号：图字 02-2017-222号

图书在版编目（ＣＩＰ）数据

水是最好的药 / (美) 巴特曼著 ; 饶俊伟译. --

天津 : 天津科学技术出版社, 2017.11（2024.3重印）

（"水是最好的药"系列）

书名原文: YOUR BODY'S MANY CRIES FOR WATER

ISBN 978-7-5576-3865-8

Ⅰ. ①水… Ⅱ. ①巴… ②饶… Ⅲ. ①水—关系—健康

—基本知识 Ⅳ. ①R123

中国版本图书馆CIP数据核字(2017)第227016号

水是最好的药

SHUI SHI ZUIHAO DE YAO

责任编辑：孟祥刚

责任印制：兰　毅

出　　版：天津出版社传媒集团
　　　　　天津科学技术出版社

地　　址：天津市西康路35号

邮　　编：300051

电　　话：（022）23332490

网　　址：www.tjkjcbs.com.cn

发　　行：新华书店经销

印　　刷：北京中科印刷有限公司

开本710×1 000　1/16　印张12.25　插页2　字数180 000

2024年3月第1版第3次印刷

定价：35.00元

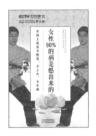

《女性 90% 的病是憋出来的》

罗大伦著 定价：48.00 元

罗博士教你不憋屈，不上火，不生病

本书不仅介绍了身体内的六种郁结，告诉大家如何诊断，如何用相应的方子和方法及时进行调理。还有就是希望通过帮助大家改变认知，来调整内心情绪。当认知改变后，情绪就会变好，而情绪变好后，就能做到不憋屈，不上火，不生病。

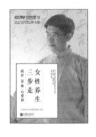

《女性养生三步走：疏肝，养血，心要修》

罗大伦著 定价：48.00 元

女性 90% 的病都是憋出来的
罗博士专为女性打造的养生经

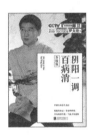

《阴阳一调百病消（升级版）》

罗大伦著 定价：36.00 元

罗博士的养生真经！

要想寿命长，全靠调阴阳。只有阴阳平衡，气血才会通畅。中医新生代的领军人物罗大伦博士，为您揭开健康养生的秘密——阴阳一调百病消。

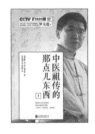

《中医祖传的那点儿东西 1》

罗大伦著 定价：35.00 元

中央电视台《百家讲坛》主讲人、北京电视台《养生堂》节目前主编重磅推出的经典力作！

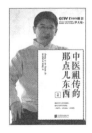

《中医祖传的那点儿东西 2》

罗大伦著 定价：35.00 元

感动无数人的中医故事，惠及大众的养生智慧；
一读知中医，两读悟医道，三读获健康！

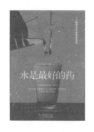

《水是最好的药》

[美]巴特曼著 定价：35.00元

一个震惊世界的医学发现！你不是病了，而是渴了！

F.巴特曼博士发现了一个震惊世界的医学秘密：身体缺水是许多慢性疾病——哮喘病、过敏症、高血压、超重、糖尿病以及包括抑郁症在内的某些精神疾病的根源。

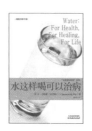

《水这样喝可以治病》

[美]巴特曼著 定价：35.00元

《水是最好的药》续篇！

《水是最好的药》阐述了一个震惊世界的医学发现：身体缺水是许多慢性疾病的根源。《水这样喝可以治病》在继续深入解析这一医学发现的同时，更多地介绍了用水治病的具体方法。

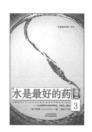

《水是最好的药3》

[美]巴特曼著 定价：35.00元

《水是最好的药》系列之三！

本书是F.巴特曼博士继《水是最好的药》《水这样喝可以治病》之后又一轰动全球的力作。在这本书中，他进一步向大家展示了健康饮水习惯对疾病的缓解和消除作用，让你不得不对水的疗效刮目相看。

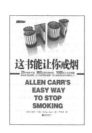

《这书能让你戒烟》

[英]亚伦·卡尔著 定价：36.00元

爱她请为她戒烟！宝贝他请帮他戒烟！别让烟把你们的幸福烧光了！

用一本书就可以戒烟？别开玩笑了！如果你读了这本书，就不会这么说了。"这书能让你戒烟"，不仅仅是一个或几个烟民的体会，而是上千万成功告别烟瘾的人的共同心声。

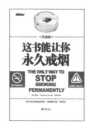

《这书能让你永久戒烟（终极版）》

[英]亚伦·卡尔著 定价：52.00元

揭开永久戒烟的秘密！戒烟像开锁一样轻松！

继畅销书《这书能让你戒烟》大获成功之后，亚伦·卡尔又推出了戒烟力作《这书能让你永久戒烟》，为烟民彻底挣脱烟瘾的陷阱带来了希望和动力。

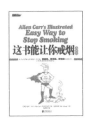

《这书能让你戒烟（图解版）》

[英] 亚伦·卡尔 著　[英] 贝弗·艾斯贝特 绘　定价：32.80 元

比《这书能让你戒烟》文字版，更简单、更有趣、更有效的戒烟书，让你笑着轻松把烟戒掉。

什么？看一本漫画就可以戒烟？

没错！这不是开玩笑，而是上千万烟民成功戒烟后的共同心声。

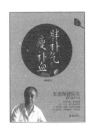

《胖补气　瘦补血（升级版）》

胡维勤著　定价：39.80 元

朱德保健医生的气血养生法！

在本书中，前中南海保健医生胡维勤教授深入浅出地讲述了一眼知健康的诀窍——胖则气虚，要补气；瘦则血虚，要补血。而胖瘦又有不同——人有四胖，气有四虚；人各有瘦，因各不同。

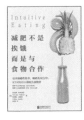

《减肥不是挨饿，而是与食物合作》

[美] 伊芙琳·特里弗雷　埃利斯·莱斯驰 著　定价：38.00 元

这本颠覆性的书，畅销美国 22 年

肥胖不仅是身体问题，更是心理问题。

减肥不止是减掉赘肉，更是一次心灵之旅。

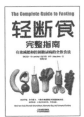

《轻断食完整指南》

[加] 杰森·冯　[美] 吉米·摩尔 著　定价：49.80 元

有效减肥和控制糖尿病的全饮食法

营养学家、医学博士、生物学教授都在用的健康瘦身法。 这样断食，让激素听你的话，帮你减肥。